中国医学临床百家·病例精解

首都医科大学附属北京地坛医院

特殊感染麻醉
病例精解

金荣华 ◎ 总主编

程 灏 牛少宁 ◎ 主 编

科学技术文献出版社
SCIENTIFIC AND TECHNICAL DOCUMENTATION PRESS
·北京·

图书在版编目（CIP）数据

首都医科大学附属北京地坛医院特殊感染麻醉病例精解 / 程灏，牛少宁主编. —北京：科学技术文献出版社，2024.3
ISBN 978-7-5235-1188-6

Ⅰ.①首…　Ⅱ.①程…　②牛…　Ⅲ.①外科—感染—麻醉学—病案　Ⅳ.① R614

中国国家版本馆 CIP 数据核字（2024）第 039316 号

首都医科大学附属北京地坛医院特殊感染麻醉病例精解

策划编辑：蔡　霞　　　责任编辑：夏　琰　　　责任校对：张永霞　　　责任出版：张志平

出　版　者　科学技术文献出版社
地　　　址　北京市复兴路15号　　邮编　100038
编　务　部　（010）58882938，58882087（传真）
发　行　部　（010）58882868，58882870（传真）
邮　购　部　（010）58882873
官方网址　www.stdp.com.cn
发　行　者　科学技术文献出版社发行　全国各地新华书店经销
印　刷　者　北京虎彩文化传播有限公司
版　　　次　2024 年 3 月第 1 版　　2024 年 3 月第 1 次印刷
开　　　本　787×1092　1/16
字　　　数　147千
印　　　张　13.5
书　　　号　ISBN 978-7-5235-1188-6
定　　　价　118.00元

首都医科大学附属北京地坛医院病例精解

编委会

首都医科大学附属北京地坛医院
特殊感染麻醉
病例精解

编委会

主　编　程　灏　牛少宁

副主编　赵丽琴　蔡晓飞

编　委　（按姓氏笔画排序）

丁　乔　牛少宁　刘亚东　张　爱　赵丽琴

赵金迎　赵娜娜　董　萍　程　灏　蔡晓飞

秘　书　张　爱

主编简介

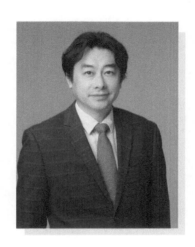

程灏

医学博士，主任医师，硕士研究生导师。首都医科大学附属北京地坛医院麻醉科主任。现任中国心胸血管麻醉学会围术期感染控制分会主任委员，北京医学会麻醉学分会常务委员，北京医学会麻醉学分会围术期感控工作组组长，北京中西医结合学会麻醉与镇痛专业委员会常务委员。专业特长：神经外科麻醉及神经外科术中唤醒技术，危重症患者麻醉，传染病患者麻醉及围手术期感染控制。主要研究方向：针刺镇痛的中枢机制研究，HIV 感染相关疼痛的基础和临床研究。

主编简介

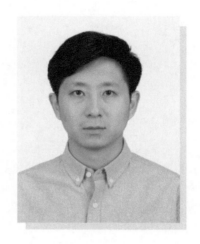

牛少宁

医学硕士，副主任医师，首都医科大学附属北京地坛医院麻醉科副主任。现任中国心胸血管麻醉学会围术期感染控制分会常务委员兼秘书，北京医学会麻醉学分会老年麻醉学组委员，北京医学会麻醉学分会围术期感控工作组委员兼秘书。长期从事临床麻醉工作，特别是在老年患者的麻醉管理、危重症产妇围手术期的管理，以及合并传染病患者麻醉及围手术期感染控制管理方面积累了丰富的经验。

序 言

疾病诊疗过程，如同胚胎发育过程，在临床实践的动态变化中孕育、萌发、生长和长成。这一过程需要逻辑思维和临床推理，充满了趣味和挑战。临床医生必须知道如何依据基础病理生理学知识来优先选择检查项目并评估获得的信息，向患者提供安全、可靠和有效的诊疗。

患者诊疗问题的解决，一方面，离不开医生与患者面对面的沟通交流；另一方面，在以上基础上进行临床推理（涉及可清晰描述的、可识别的和可重复的若干项启发性策略），这一过程包括最初设想的形成、一种或多种假设的产生、问诊策略的进一步扩展或优化，以及适当临床技能的应用，最终找到病症所在。

以案为思，以案促诊。"首都医科大学附属北京地坛医院病例精解"丛书中的每个病例都按照病历摘要、病例分析和病例点评进行编写。读者从中可以了解到在获得病史、体格检查信息后，辅助检查项目和诊断措施在每个病例完整资料库的构建中各自所起的作用和相对的价值。弄清主诉的细节，决定哪些部位和功能需要检查，评估所得到的信息，并决定还需要做些什么。书中也有部分疑难病例给出了大量的病症确诊技术应用实例，而这些技术正是临床医生应该带入临床思维活动中并学会选择的。病例分析和病例点评呈现的是临床医生的逻辑思维与积累的临床经验的融合及应用，也包括新技术的应用和对疾病的新认知，鼓励读者在阅读每个案例后提出自己的逻辑推理，然后与编者的逻辑相比较，以便提升自己的诊疗技能，尽可能避免使用不必要的诊断措施。

"地坛人"与传染病和感染性疾病的斗争历经 76 载风雨，医院由单一的传染病科发展成为集防、治、保、康为一体的大型综合医院，以治疗与感染和传染相关的急、慢性疾病为鲜明特点，在临床诊疗中积累了丰富的病例资源。本丛书各分册编委会结合感染性疾病和本学科疾病谱特点，力争展现在诊疗中如何获得并处理患者信息，正确使用临床诊断技巧，得出合理、可信的诊断结论，制订诊疗计划，关注患者结局，提升患者就医体验和减轻患者疾病负担。以丛书形式出版旨在体现临床学科特点，与广大同人分享宝贵经验，拓展临床思维，提升诊疗水平，惠及更多的患者。

　　本丛书的编写凝聚了首都医科大学附属北京地坛医院专家们的智慧，得到了密切合作的兄弟医院专家们的大力支持与帮助，在此表示衷心的感谢。由于近年来工程科学与计算和信息科学进一步结合，推动了生命科学和生物技术的发展，新技术、新材料、新方法不断涌现，加之临床思维又是一个不断精进的过程，而我们也受知识所限，书中若有不足之处，诚望同人批评指正。

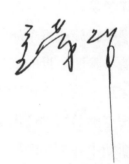

2023 年 12 月于北京

前　言

　　感染性疾病是指致病微生物（包括病毒、细菌、真菌、寄生虫、衣原体、支原体、立克次体、螺旋体等）通过不同方式感染人体发生的疾病。感染性疾病的诊治是公共卫生与疾病防控网络中的重要环节，是突发公共卫生医疗救治体系中的重要组成部分。感染性疾病的发生，对于社会秩序和经济发展的负面影响是显而易见的。新形势下，对于新发感染性疾病和突发公共卫生事件，医疗机构需要时刻保持高度警惕，不仅从治疗上给予关注，更要从预防上引起重视。

　　近年来，随着医疗技术的发展、感染性疾病诊疗技术的进步和患者生存期的延长，罹患特殊感染性疾病的患者合并外科疾病并需要手术治疗的需求愈来愈多。由于感染性疾病的特殊性，不同感染性疾病对于机体的损伤都有其自身的特点。譬如，乙肝肝硬化对凝血系统的影响，艾滋病对自身免疫系统的影响等。总之，感染性疾病对患者呼吸、循环、消化等系统都会产生一系列病理生理变化。对于此类患者病理生理的改变，各器官系统的围手术期评估，麻醉方法、麻醉药品的选择都是临床麻醉中需要关注的问题。

　　本书主要收录了合并特殊感染患者麻醉相关病例，并按照感染性疾病的特点进行分类汇总，通过典型病例、疑难病例的展示，将麻醉中遇到的问题进行剖析。按照病历摘要、病例分析、病例点评的方式，逐步深入，为读者提供了全面的病例解读、临床管理要点，以及经验总结。

　　每一病例均由一个实际病例引出我们的问题、经验和思考。一个病例就是一个故事，通过这个故事的发生、发展、结局，做出分析和评论。每一种感染性疾病都有其特殊的病程发展阶段性，一般可分为潜伏期、前驱期、临床症状期、恢复期。不同阶段患者的病理生理改变并不相同。通过对不同病例的分析研究，结合近年来国内外针对此类患者的临床管理经验，理论与实际相结合，注重临床实用性，以引导麻醉医生科学合理地进行围手术期的管理。

书中特别收录了新型冠状病毒感染相关病例，并总结了救治、围手术期管理、围手术期感控流程等方面的经验，希望给大家提供一些借鉴。同时书中还收录了部分疼痛治疗方面的病例，主要是肝炎肝癌患者晚期癌痛治疗以及 HIV 感染等传染性疾病导致的神经病理性疼痛治疗。希望通过这些病例的介绍，与各位医学同道分享交流在特殊感染性疾病患者的麻醉管理、围手术期感控、疼痛治疗等方面的一些心得体会。

我们编写本书的初衷，重在通过这些病例的回顾总结，提高临床医生对特殊感染患者围手术期管理的诊治水平。我们力求以比较新颖、实用的方式来达到这一目的，为那些在临床工作中遇到此类患者的麻醉医生提供一个治疗思路。由于编撰时间仓促，书中难免有不足之处，敬请广大读者批评指正！

借此机会，我衷心感谢各位主审的关切和指导、各位编委的付出和努力，感谢出版社的支持，感谢一直关心本书出版的领导、专家和同道。

目　录

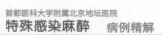

病例 1
乙型肝炎肝癌患者机器人辅助肝部分切除术的麻醉管理

病历摘要

【基本信息】

患者，男性，58岁，身高174 cm，体重68 kg。

主诉：甲胎蛋白升高3个月，发现肝占位5天。

现病史：患者HBsAg阳性58年，未规律口服抗病毒药物，3个月前查肿瘤系列发现甲胎蛋白（alpha-fetoprotein，AFP）9.91 ng/mL，未诊治。5天前患者复查肿瘤系列AFP 9.67 ng/mL，遂于我院行腹部MRI检查：肝S4结节，考虑肝癌可能性大，建议结合临床进一步检查；肝多发囊肿；胆囊结石；右肾囊肿。为进一步诊治，门诊以"肝恶性肿瘤"收入院。患者自发病以来，精神可，进食量可，二便正常，体重无明显下降。

笔记

1

既往史：高血压病史 20 年，最高血压 170/100 mmHg，间断口服硝苯地平缓释片（具体治疗剂量不详），血压控制欠佳。萎缩性胃炎 10 余年，规律口服奥美拉唑肠溶胶囊后好转。否认冠心病、糖尿病病史，否认其他传染病病史，否认食物、药物过敏史，否认手术、外伤史。

个人史：无地方病疫区居住史，无传染病疫区生活史，无冶游史，自诉吸烟 30 余年，20 支 / 天，偶尔饮酒，已婚，育有一子。

【体格检查】

体温 36.6 ℃，脉搏 86 次 / 分，血压 170/96 mmHg，呼吸 20 次 / 分。一般状况可，神志清，双肺呼吸音清，未闻及啰音，心浊音界不大，律齐，无杂音。肝肋下未触及，剑下未触及，无触痛，脾肋下未触及，无触痛。

【辅助检查】

术前检验报告

血型：O 型 Rh 阳性；AFP 9.38 ng/mL；肝功能：ALT 18.4 U/L，AST 22.0 U/L；HBV-M 1，4，5（+）；HBV DNA < 1.0×10^2 IU/mL；其他实验室检查大致正常。

术前检查报告

胸部 CT：未见明显异常。

心电图：窦性心律，大致正常心电图。

腹部 CT 平扫：肝 S4 结节，考虑肝癌可能性大，请结合临床；肝多发囊肿；胆囊结石；右肾囊肿；脾形态欠规则，脾缘处钙化灶。

腹部超声：肝内低回声性质待定，请结合其他影像，肝实质回声偏粗，肝多发囊肿，胆囊壁糙，胆囊结石。

【诊断】

肝恶性肿瘤、慢性乙型肝炎病毒感染、高血压 3 级（很高危）、萎缩性胃炎、肝囊肿、胆囊结石、右肾囊肿。

【治疗经过】

手术名称：达芬奇手术机器人辅助下肝部分切除术＋胆囊切除术。

麻醉方法：全凭静脉麻醉。

麻醉过程：患者入室查体，神志清醒，呼吸平稳，体温正常。监护示窦性心律，心率 75 次 / 分，血压 153/86 mmHg，血氧饱和度 97%。全身麻醉给予丙泊酚 2.0 mg/kg、舒芬太尼 0.35 μg/kg、苯磺顺阿曲库铵 0.15 mg/kg 快速诱导，90 秒后经口明视插入 ID 7.5 号加强型气管导管，置入深度距门齿 22 cm，容量控制通气（volume controlled ventilation，VCV）：潮气量（tidal volume，VT）400 ～ 500 mL，呼吸频率（respiratory rate，RR）12 ～ 16 次 / 分，I：E=1：1.5，根据术中血气分析和呼气末二氧化碳分压（$P_{ET}CO_2$）调节呼吸参数，$P_{ET}CO_2$ 35 ～ 45 mmHg。行左桡动脉穿刺置管连续监测动脉血压及右颈内静脉穿刺置管监测中心静脉压。麻醉维持给予丙泊酚 2 ～ 4 mg/（kg·h）、瑞芬太尼 0.1 μg/（kg·min）、苯磺顺阿曲库铵 1.5 μg/（kg·min），维持脑电双频指数（bispectral index，BIS）在 40 ～ 55。术中控制低中心静脉压，手术气腹压力 12 mmHg。手术历时 200 min，麻醉 270 min，术中出血量 400 mL，尿量 500 mL，输注乳酸钠林格液 1500 mL，羟乙基淀粉 1000 mL。术中麻醉平稳，手术顺利，手术结束 10 min 患者清醒，生命体征平稳，拔除气管导管，给予经静脉患者自控镇痛（patient controlled intravenous analgesia，PCIA），安返病房。

麻醉后随访及转归：患者手术后伤口无明显疼痛，数字评分法

（numerical rating scale，NRS）评分为 1 ～ 3 分。手术后第 1 日，患者肝功能指标轻度升高：AST 30.3 U/L、ALT 76.3 U/L、TBIL 22.8 μmol/L，考虑与肝脏手术创伤有关，积极保肝、支持治疗。患者转归良好，未见手术及麻醉相关严重并发症。手术后第 6 日出院。

病例分析

【病例特点】

患者为中年男性，拟行机器人辅助腹腔镜下肝部分切除术。患者合并乙型肝炎病毒感染，入院后 HBV DNA $< 1.0 \times 10^2$ IU/mL，HBV-M 1，4，5（+），超声提示肝实质回声偏粗，肝多发囊肿。

【麻醉分析及讨论】

1. 机器人辅助手术麻醉管理特点

实施机器人辅助手术时，患者需全身覆盖无菌手术单，但过多的覆盖会妨碍麻醉医生术中对患者的观察与判断，所以铺单前应将所有的管道、监护设备和患者的防护装置合理放置并加以固定。手术期间体位改变时应密切注意被覆盖的气管导管是否扭曲或脱出。

实施机器人辅助手术时，气腹会导致腹腔内压力升高，此时应关注呼吸及循环系统变化，如手术时间过长、气腹压力较高，应警惕与之相关的并发症发生，包括心律失常、CO_2 潴留和呼吸性酸中毒、皮下气肿、手术后腹内残余气体引起的疼痛和静脉 CO_2 气体栓塞。腹腔内压力升高导致肺储备功能及肺顺应性降低，潮气量减少，并诱发肺不张；当长时间维持较高气腹压力时，组织吸收 CO_2 增加，可致高碳酸血症；若 CO_2 持续升高，可致呼吸抑制。

腹腔内压力升高可导致心率增快、血压明显升高，当腹腔内压

笔记

力继续增高超过其代偿能力时，可致内脏血管收缩，下腔静脉、肾静脉和肝静脉回流减少，心排血量减少，心脏的前负荷降低，同时腹腔内压力升高可导致外周血管的阻力增加，心脏后负荷增加。

2. 肝血流阻断术对患者的影响

肝血流阻断术是控制肝切除术中出血的有效方法。近年来在临床得到广泛应用，但不同阻断方法之间的效果存在差异。全肝血流阻断可以减少术中出血量，但是容易造成肝细胞缺血、缺氧，进而影响肝功能的恢复。选择性肝血流阻断是直接阻断患侧肝脏血流，而健侧肝脏血流保持通畅。肝血流阻断会在一定程度上影响患者的血流动力学变化，引起正常肝组织遭受缺血 - 再灌注损伤，增加患者死亡风险。在肝切除手术中必须合理、灵活运用肝血流阻断术。

3. 肝部分切除术中低中心静脉压（low central venous pressure，LCVP）技术的应用

LCVP 技术是指手术中通过麻醉及其他医疗技术将中心静脉压（central venous pressure，CVP）控制在 0 ～ 5 cmH$_2$O 水平，同时维持动脉收缩压大于或等于 90 mmHg 和心率稳定，从而使术中出血量明显减少的一门技术。在肝切除术期间，降低中心静脉压可通过减轻肝静脉内淤血程度而减少术中出血，同时，维持较低的中心静脉压可以使腔静脉及其分支静脉塌陷，有利于肝脏的游离，减少肝血管损伤导致的大出血；但较低的中心静脉压可因低血容量的发生导致肝、肾等重要脏器损伤，还可导致空气栓塞的发生，术中必须密切监测患者呼气末 CO$_2$ 的突然变化，特别在对肝血管行手术操作时。临床常用控制性降低中心静脉压的主要方法为限制入量、硝酸甘油等血管活性药物及利尿。有研究发现，LCVP 技术可减少肝病患者术中出血量、缩短手术时间、改善术后肝肾功能、提高患者的安全性，且不会增加患者术后并发症的发生率。

综上所述，机器人辅助肝部分切除术麻醉期间，应密切关注患者全身状态，避免机器人对患者造成二次伤害。此外，术中应严格控制液体输注，控制性降低中心静脉压以减少术中出血。当肝血流阻断时，应严密监测患者生命体征，关注实验室检查结果，若出现呼吸性酸中毒、高碳酸血症、电解质紊乱、皮下气肿等并发症，麻醉医生应积极对症支持治疗，必要时终止手术操作。

病例点评

随着外科手术器械和腹腔镜技术的不断发展，肝脏外科已经进入微创外科和精准外科时代。机器人辅助肝脏切除术已包含几乎所有传统开腹手术的适应证。目前临床研究显示，与开腹手术和传统腹腔镜手术相比，达芬奇手术机器人在肝脏切除术中的应用是安全、可行的。其机械臂较灵活，可在狭窄空间内完成准确操作，但因体积较大，占用空间较广，如果体位摆放不合理，术中极易导致机器臂碰撞患者，给手术安全性造成影响。

对于肝脏疾病手术的麻醉，术前应充分准备，尽一切可能纠正机体的内环境紊乱。本例患者术前内环境较平稳，为手术及预后提供了有利条件。麻醉药物的选择以"少"为原则，种类少，剂量小，以减轻肝脏负担。同时应选用对肝脏血流代谢影响小的麻醉药，力求血流动力学平稳，避免造成肝脏的缺血再灌注损伤。围手术期应动态监测凝血功能及内环境，此类手术极易发生高碳酸血症、酸碱失衡、电解质紊乱及皮下气肿等并发症，术中应早诊断、早治疗。

【参考文献】

1. LAFARO K J，STEWART C，FONG A，et al. Robotic liver resection. Surg Clin North Am，2020，100（2）：265-281.

2. 金浩，刘会春，满忠然，等.完全腹腔镜下肝外 Glisson 鞘内解剖性肝切除术.中国微创外科杂志，2020，20（4）：304-308.

3. 杨禄坤，范东毅，孔凡根，等.低中心静脉压技术在肝硬化患者腹腔镜肝切除术中的应用.中华肝脏外科手术学电子杂志，2019，8（2）：139-142.

4. 吕发凯，王登基，谢钰辉，等.腹腔镜复杂性肝脏切除术中行 CLCVP 对肝癌患者围术期指标及预后的影响.肝脏，2021，26（7）：761-764.

（刘亚东　程灏　整理）

病例 2
肝癌肝部分切除术患者术中大出血的麻醉管理

📋 **病历摘要**

【基本信息】

患者，男性，60岁，身高170 cm，体重57 kg。

主诉：发现肝占位20余天。

现病史：发现乙型肝炎病毒表面抗原阳性4年，未规律口服抗病毒药物，半年前开始口服富马酸丙酚替诺福韦片25 mg/d抗病毒治疗至今，20天前于外院检查AFP 63.5 ng/mL，腹部增强CT提示肝S5富血供病变，考虑恶性，肝细胞癌（hepatocellular carcinoma，HCC）伴邻近门静脉右支癌栓可能，肝硬化，脾大，门静脉高压，侧支循环形成（食管胃底静脉曲张），腹膜后脂肪间隙模糊。患者为求进一步诊治来我院就诊，门诊以"肝恶性肿瘤"收入院。患者自发病以来，饮食、睡眠尚可，二便正常，体重未见明显变化。

既往史：2 型糖尿病 4 年余，口服二甲双胍及阿卡波糖治疗（具体剂量不详），血糖控制可。2 年前行右侧腹股沟疝无张力修补术。否认高血压、冠心病病史，否认其他传染病病史，否认食物、药物过敏史。

个人史：无地方病疫区居住史，无传染病疫区生活史，无冶游史，吸烟史 40 年，20 支 / 天，偶尔饮酒，已婚，已育。

【体格检查】

体温 36.3 ℃，脉搏 89 次 / 分，血压 129/77 mmHg，呼吸 18 次 / 分。一般状况可，神志清，双肺呼吸音清，未闻及啰音，心浊音界不大，律齐，无杂音。肝肋下未触及，剑下未触及，无触痛，脾肋下未触及，无触痛。

【辅助检查】

术前检验报告

血型：A 型 Rh 阳性；AFP 70.53 ng/mL；血常规：WBC 2.76×10^9/L，Hb 132.0 g/L，PLT 27.0×10^9/L；凝血组合：PT 12.8 s，FIB 1.9 g/L，TT 16.9 s；肝功能：ALT 39.2 U/L，AST 32.6 U/L，TBIL 24.0 μmol/L，DBIL 9.0 μmol/L，ALB 38.0 g/L，TP 63.4 g/L；HBV-M 1，4，5（+）；HBV DNA $< 1.0 \times 10^2$ IU/mL；HbA1c 6.5%；其他实验室检查大致正常。

术前检查报告

胸部 CT：两肺上叶及右肺下叶多发微结节灶，性质待定，建议短期复查；右肺中叶少许炎症。

心电图：窦性心律，大致正常心电图。

腹部 CT 平扫：肝 S5 占位，考虑肝癌可能性大，伴门静脉右前支栓塞，癌栓不除外；肝左外叶顶部结节，建议进一步 MRI 检查。肝硬化、脾大、食管下段静脉曲张、少量腹水。胆囊结石，肝多发小囊肿。

【诊断】

肝恶性肿瘤、乙型肝炎肝硬化、肝囊肿、脾大、脾功能亢进、食管胃底静脉曲张、胆囊结石伴胆囊炎、2 型糖尿病。

【治疗经过】

手术名称：肝部分切除术＋脾切除术＋贲门周围血管离断术＋胆囊切除术。

麻醉方法：全凭静脉麻醉。

麻醉过程：患者入室查体，神志清醒，呼吸平稳，体温正常。监护示窦性心律，心率 65 次 / 分，血压 124/68 mmHg，血氧饱和度 98%。麻醉诱导：丙泊酚 2.0 mg/kg、舒芬太尼 0.35 μg/kg、苯磺顺阿曲库铵 0.15 mg/kg，可视喉镜引导下顺利置入 ID 7.5 号气管导管，VCV：VT 480 mL，RR 12 次 / 分，I：E=1：1.5，监测 $P_{ET}CO_2$。行左桡动脉穿刺置管连续监测动脉血压及右颈内静脉穿刺置管监测中心静脉压。全身麻醉维持使用氧气（FiO_2 60% ～ 80%）、丙泊酚 2 ～ 4 mg/（kg · h）、瑞芬太尼 0.1 μg/（kg · min）、苯磺顺阿曲库铵 1.5 μg/（kg · min），维持 BIS 在 45 ～ 55。手术 1 小时离断脾蒂时出血量较大，出血约 1800 mL，血压最低 75/42 mmHg，积极止血、输血输液及应用血管活性药物（多巴胺、去甲肾上腺素）。术中出血约 4300 mL，输注异体红细胞悬液 1200 mL，血浆 1200 mL，凝血酶原复合物 600 IU，纤维蛋白原 4 g，单采血小板 1 U，人血白蛋白 20 g，10% 氯化钙 10 mL，羟乙基淀粉 1500 mL，乳酸钠林格液 2500 mL，生理盐水 200 mL，5% 碳酸氢钠 100 mL。尿量 1000 mL。术中多次查血常规、血气、肝肾功能及凝血等多项指标。视检测结果积极改善凝血、保护肝肾功能、维持水电解质平衡、纠正酸中毒。术中断脾、输

笔记

血后，患者生命体征基本平稳，心率 55 ～ 82 次 / 分，血压（90 ～ 130）/（50 ～ 75）mmHg，血氧饱和度 98% ～ 100%。手术结束血气分析：pH 7.393，PCO_2 45 mmHg，Na^+ 142 mmol/L，K^+ 4.1 mmol/L，Ca^{2+} 1.09 mmol/L，Glu 13.1 mmol/L，Lac 2.1 mmol/L，HCT 31%，HCO_3^- 27.0 mmol/L，BE 2 mmol/L，Hb 91 g/L，SaO_2 100%，Cl^- 105 mmol/L。手术历时 270 min，麻醉 310 min。手术结束给予 PCIA 48 小时，患者带气管导管转入 ICU。

麻醉后随访及转归：患者入 ICU 后未见明显出血，继续输注异体悬浮红细胞纠正贫血、冰冻血浆改善凝血功能及保肝、抗感染治疗。手术结束第 2 日拔除气管导管，第 4 日转回普外科病房，第 17 日出院。未见手术及麻醉相关严重并发症。

病例分析

【病例特点】

患者为老年男性，拟行肝部分切除术 + 脾切除术 + 贲门周围血管离断术 + 胆囊切除术。患者乙肝肝硬化 4 年，未规律服用抗病毒药物，半年前开始口服富马酸丙酚替诺福韦片 25 mg/d 抗病毒治疗至今。术前检查示肝硬化、脾大、食管下段静脉曲张、少量腹水。

【麻醉分析及讨论】

1. 肝硬化患者血液及凝血系统的病理改变

（1）血液方面

贫血最为常见，尽管失代偿性肝硬化患者出现贫血的机制尚不完全清楚，可能与脾功能亢进、营养不良、肝脏合成凝血因子减少和急慢性失血（如食管静脉曲张出血、牙龈出血及全身黏膜淤点、

11

淤斑）等因素有关。脾具有造血、储血、清除衰老红细胞和进行免疫应答的功能，当肝硬化门静脉压升高时，脾静脉回流阻力增加及门静脉压力逆传到脾，使脾脏被动性淤血肿大，脾组织和脾内纤维组织增生。此外，肠道抗原物质经门 – 体侧支循环进入体循环，被脾脏摄取，抗原刺激脾脏单核巨噬细胞增生，形成脾功能亢进、脾大。脾功能亢进时，血细胞被吞噬作用增强，患者外周血常规呈白细胞减少、血小板降低和增生性贫血。肝硬化失代偿期患者可有食欲减退、恶心、厌食、腹胀及荤食后腹泻等症状，多与门静脉高压时胃肠道淤血水肿、消化吸收障碍和肠道菌群失调有关。当患者维生素B_{12}、叶酸及铁剂摄入不足、吸收障碍或丢失过多时可出现贫血。

血小板减少也是常见表现之一，主要由于脾脏充血肿大时，血小板经脾滞留并被脾脏吞噬。肝细胞可产生血小板生成素（thrombopoietin，TPO），当肝细胞损伤时，TPO 生成数量减少，进而影响血小板的生成。

白细胞减少通常也与脾功能亢进有关。

（2）凝血系统方面

肝脏是合成凝血因子的主要器官，凝血因子除Ⅷ因子（内皮细胞合成）、Ⅳ因子（Ca^{2+}）、Ⅴ因子（内皮细胞和血小板合成）以外，其他所有的凝血因子均由肝脏合成。肝硬化失代偿期最常见的是血浆Ⅰ（纤维蛋白原）、Ⅱ（凝血酶原）、Ⅶ（前转变素稳定因子，需维生素 K）、Ⅴ（前加速素易变因子）、Ⅹ（Stuart-Prower 因子，需维生素 K，被活化后参与合成凝血酶原复合物）因子减少。通常纤维蛋白的降解产物浓度不增加，但纤维蛋白原的消耗增加。

临床常用于参考的凝血项目包括凝血酶原时间（PT）、凝血酶原活动度（PTA）、活化部分凝血活酶时间（APTT）、纤维蛋白原定量

（FIB）、国际标准化比值（INR）、凝血酶时间（TT）。PT 对凝血因子 Ⅰ、Ⅱ、Ⅲ、Ⅴ、Ⅶ、Ⅹ 的变化敏感，主要用于监测维生素 K 拮抗剂的药物疗效（尤其是华法林）及它们对外源性凝血级联反应的作用。APTT 对凝血因子 Ⅰ、Ⅱ、Ⅴ、Ⅷ、Ⅸ、Ⅹ、Ⅺ、Ⅻ 的变化敏感，主要用于监测一些药物对内源性凝血级联反应的功能。TT 对凝血因子 Ⅰ、Ⅱ、Ⅴ、Ⅹ 的变化敏感。为克服不同实验室间因为试剂不同而导致的 PT 差异，可用 INR 进行监测。当肝硬化患者凝血因子减少时，PT、APTT、TT 均会明显延长，INR 比值增大。有研究发现，肝硬化失代偿期患者常有肝功能损害、门静脉高压、消化道出血及贫血、低蛋白血症等，与肝硬化代偿期患者对比，Hb、PLT、FIB 均明显偏低，PT、APTT、TT、INR 均明显延长，提示随着患者病情加重出血风险增加。

2. 肝硬化患者术中大量输血后稀释性凝血障碍及治疗

成人大量输血通常是指在 24 小时内输注超过 1 个全身血容量、在 3 小时内替换总血容量的 50% 或输血速度大于 1.5 mL/（kg·min）。其他定义包括 24 小时内输注超过 50 个单位血液制品（浓缩红细胞＋新鲜冰冻血浆＋血小板）或 12 小时内输注 ≥ 6 U 浓缩红细胞。大量输血开始阶段Ⅷ因子（抗血友病因子）与血管性血友病因子（von willebrand factor，vWF）在应激激素的作用下急剧升高，脾中储存的血小板被释放出来，纤维蛋白原不会迅速下降，当失血达到 150% 的循环血容量时，纤维蛋白原可低于临界阈值 1 g/L。随着出血及输血量的增加，凝血因子水平也因血液稀释而降低。此外，血液稀释后促进纤溶，因为组织纤溶酶原激活物抑制剂被稀释，而在应激激素作用下，额外的组织纤溶酶原激活物被释放。在纤维蛋白存在的条件下，组织纤溶酶原激活物对纤溶酶原的亲和力大大增加，激活纤溶酶原的效应可增强 1000 倍，增强局部的纤溶强度。此外，F Ⅻ a、激肽释放酶等也可激活纤溶酶原，但正常情况下其激活活性不足总激活能力的 15%。在大量输注自体血液后导致稀释性凝血功能障碍非常罕见，但也有大量输注自体血液后导致凝血功能障碍的报道。可能原因为循环血液大量接触带负电荷的异物表面，此时 F Ⅻ a、激肽释放酶可成为纤溶酶原的主要激活物。研究发现，低体温时，温度每降低 1 ℃，凝血因子的功能降低 10%。酸中毒可妨碍凝血酶的产生。

对于凝血因子的种类及其补充的凝血因子问题，新鲜冰冻血浆（fresh frozen plasma，FFP）可用于补充所有的凝血因子；冰冻血浆（frozen plasma，FP）可补充除 Ⅴ 因子（易变因子）、Ⅷ 因子（抗血友病因子）以外的所有凝血因子；纤维蛋白原浓缩物可用于补充纤维蛋白原；冷沉淀（cryoprecipitation，Cry）可用于补充Ⅷ因子、纤维蛋白原（凝血因子Ⅰ）、vWF、纤维蛋白稳定因子（凝血因子 X Ⅲ）；凝血酶原复合物（prothrombin complex concentrate，PCC）可用于补充 Ⅱ 因子、Ⅶ因子、Ⅸ因子及 X 因子。对于出血患者（INR > 1.5，PT、APTT >正常值上限的 1.5 倍）及创伤 DIC 患者可输注 FFP 15 ～ 20 mL/kg，必要时 12 小时后重复输注。血浆纤维蛋白原< 1.5 g/L 时，输注纤维蛋白原浓缩物或 Cry 是许多指南遵守的一个共识。有研究发现 PCC 在逆转维生素 K 拮抗剂的作用方面较 FFP 有诸多优点。对于血小板（PLT）的输注，输 PLT 后 1 小时提升的 PLT =输注 PLT 的绝对数 / 循环血容量（L）。其中，PLT 的绝对数：每 1 个单位的 PLT 含 PLT 的绝对数 $\geqslant 20 \times 10^{10}$，每袋单采 PLT 或 1 治疗量 PLT 含 PLT 的绝对数 $\geqslant 2.5 \times 10^{11}$，单位体重血容量 0.07 ～ 0.08 L/kg。由于创伤持续出血消耗的影响，输注 PLT 后，PLT 实际提升的水平

较理论值低。做血栓弹力图（thromboelastography，TEG）检测时，可根据最大振幅（maximum amplitude，MA）值输注 PLT：MA 值在 45～49 mm 时可输 1 治疗量的 PLT，MA ＜ 45 mm 时可输 2 治疗量的 PLT。

围手术期凝血障碍的成功处理依赖于凝血缺陷的诊断及给予合理的替代成分治疗。持续监测与评估至关重要，可根据监测结果及时纠正凝血异常指标。

病例点评

凝血功能调控是肝脏手术麻醉管理的重要环节。常规凝血监测（PT、APTT、FIB、PLT）评价出血风险的局限性在肝病患者中体现得尤为明显。肝功能不全导致凝血、抗凝、纤溶等成分的合成降低，但往往能达到低水平的凝血再平衡。这类人群 TEG 结果大多正常，接近真实凝血状态；而仅反映凝血物质水平的常规凝血监测多为低凝结果，可能导致不必要的止血措施。围手术期可通过 TEG 动态观察患者凝血功能状态，包括纤维蛋白的形成速度、溶解状态和血凝块的坚固性、弹力度。有条件的医院可应用 TEG 指导成分输血纠正凝血异常指标。值得注意的是，术中在关注凝血指标的同时还应注意电解质紊乱的纠正，Ca^{2+} 在正常凝血中起关键作用，凝血因子Ⅳ即 Ca^{2+}，是凝血因子Ⅱ、Ⅶ、Ⅸ和Ⅹ的辅助因子，是正常凝血功能不可或缺的重要组成部分。大出血时，应维持血钙在正常水平。围手术期既要关注低凝导致出血，又要防止高凝导致栓塞事件。合理输注血制品，以减少并发症发生。

【参考文献】

1. 黎欢，杨俊龙，谢佳，等.肝硬化患者血栓弹力图与凝血指标的相关性分析.现代医药卫生，2022，38（7）：1089-1093.

2. PAHN D R，BOUILLON B，CERNY V，et al. The European guideline on management of major bleeding and coagulopathy following trauma：fifth edition. Crit Care，2019，23（1）：98.

3. 中国输血协会临床输血学专业委员会.创伤性出血患者血液管理专家共识（2022年版）.中国临床新医学，2022，15（6）：469-476.

4. KOYAMA H，YAGI K，HARA K，et al. Combination therapy using prothrombin complex concentrate and vitamin K in anticoagulated patients with traumatic intracranial hemorrhage prevents progressive hemorrhagic injury：a historically controlled study. Neurol Med Chir（Tokyo），2021，61（1）：47-54.

（刘亚东　赵丽琴　整理）

病例 3
高龄合并乙型肝炎患者
后腹腔镜下肾部分切除术的
麻醉管理

病历摘要

【基本信息】

患者，男性，77 岁，身高 170 cm，体重 70 kg。

主诉：发现左肾占位 10 天。

现病史：发现 HBsAg 阳性 30 年，口服恩替卡韦 0.5 mg/d 4 年余。10 天前于外院行 CT 检查，提示左肾结节影，突出于肾表面，增强扫描强化较均匀，提示左肾结节，恶性可能。患者无发热、疼痛，无血尿、腰痛，无尿频、尿急，无发热、乏力等不适。患者为进一步诊治来我院就诊，门诊以"左肾占位"收入院。患者自发病以来，饮食、睡眠尚可，二便正常，体重未见明显变化。

流行病学史：否认经常外出就餐，否认输血及血制品应用史，否认有传染病患者密切接触史，预防接种史不详。

既往史：否认高血压、冠心病、糖尿病病史，否认其他传染病病史，否认食物、药物过敏史，否认手术、外伤史。

个人史：生于原籍并久居，无地方病疫区居住史，无传染病疫区生活史，无冶游史，已婚，已育。

【体格检查】

体温 36.3 ℃，脉搏 63 次 / 分，血压 132/74 mmHg，呼吸 19 次 / 分。一般状况可，神志清，双肺呼吸音清，未闻及啰音，心浊音界不大，律齐，无杂音。肝、脾触诊不满意，肝区无叩痛。双肾区无红肿、隆起，未触及包块，叩击痛阴性，双侧未闻及血管杂音。双输尿管走行区无压痛，未触及肿物。膀胱区无隆起，无压痛。

【辅助检查】

术前检验报告

血型：B 型 Rh 阳性；血常规：WBC 6.1×10^9/L，Hb 121.0 g/L，PLT 201.0×10^9/L；PT 21.8 s，APTT 49 s，FIB 1.62 g/L；肝功能：ALT 78.9 U/L，AST 104.3 U/L；肾功能：CREA 83.6 μmol/L；HBV-M 1，4，5（+）；HBV DNA $< 1.0 \times 10^2$ IU/mL；HbA1c 6.5%；其他实验室检查大致正常。

术前检查报告

胸部 CT：未见明显异常。

心电图：窦性心律，正常心电图。

腹部 CT 平扫 + 增强：左肾结节，恶性可能，建议行增强 MR 扫描进一步检查。肝内多发结节状及斑点状强化灶，对比旧片未见显著变化，建议结合临床定期复查。右肾囊肿。右侧肾上腺增粗；左侧肾上腺结节，腺瘤？请结合临床进一步检查。

胃肠镜：糜烂性胃炎伴胆汁反流，胃窦溃疡 H1 期，混合痔。

【诊断】

左肾恶性肿瘤、右肾囊肿、泌尿系感染、乙型肝炎病毒感染、糜烂性胃炎、胃溃疡、胆汁反流、混合痔。

【治疗经过】

手术名称：后腹腔镜下左肾部分切除术。

麻醉方法：全凭静脉麻醉。

麻醉过程：患者入室查体，神志清醒，呼吸平稳，体温正常。监护示窦性心律，心率 63 次 / 分，血压 141/74 mmHg，血氧饱和度 97%。局麻下行左桡动脉穿刺置管连续监测动脉血压及右颈内静脉穿刺置管监测中心静脉压，持续 BIS 监测。麻醉诱导：依托咪酯 0.15 mg/kg、丙泊酚 1.0 mg/kg、舒芬太尼 0.25 μg/kg、苯磺顺阿曲库铵 0.15 mg/kg，可视喉镜引导下顺利置入 ID 7.5 号气管导管，VCV，全身麻醉维持吸入氧气（FiO_2 40% ～ 100%），VT 400 ～ 500 mL，RR 10 ～ 20 次 / 分，I ∶ E=1 ∶（1.5 ～ 2），气道峰压＜ 30 cmH$_2$O，根据术中血气分析和 $P_{ET}CO_2$ 调节呼吸参数。麻醉维持：丙泊酚目标靶控输注（target controlled infusion，TCI）1.5 ～ 3.0 μg/mL 和瑞芬太尼 TCI 2.5 ～ 3.5 ng/mL，右美托咪定 0.4 μg/（kg·h），苯磺顺阿曲库铵 1.5 μg/（kg·min），维持 BIS 在 45 ～ 55。手术时间 120 min，麻醉时间 150 min，出血量 50 mL，尿量 300 mL，共输注晶体液 1100 mL，胶体液 500 mL。术中血气分析：pH 7.21，PCO_2 61 mmHg，Na^+ 142 mmol/L，K^+ 3.2 mmol/L，Ca^{2+} 1.42 mmol/L，Glu 11.1 mmol/L，Lac 1.7 mmol/L，HCT 34%，HCO_3^- 28.0 mmol/L，BE –3 mmol/L，Hb 119 g/L，SaO_2 100%，Cl^- 103 mmol/L。查体胸壁皮下气肿明显，予调整呼吸机参数等措施积极对症治疗，未出现严重并发症。手术

顺利，麻醉平稳，手术结束患者自主呼吸恢复后入麻醉恢复室，持续辅助通气，10 min 后顺利拔管，无躁动不安等表现。手术结束给予 PCIA 48 小时。

麻醉后随访及转归：患者手术后伤口无明显疼痛，NRS 评分为 1 ～ 3 分。手术后 2 日复查肝功能大致正常。患者转归好，未见手术及麻醉相关严重并发症。手术后第 9 日出院。

病例分析

【病例特点】

患者高龄，肾恶性肿瘤，发现乙型肝炎病毒感染 30 年，口服恩替卡韦 0.5 mg/d 4 年余，肝功能及乙型肝炎病毒载量控制可。入院后 HBV DNA $< 1.0 \times 10^2$ IU/mL，HBV-M 1，4，5（+），肝功能稍差，并存凝血功能障碍。

【麻醉分析及讨论】

1. 后腹腔镜下肾恶性肿瘤的麻醉注意事项

肾部分切除术（partial nephrectomy，PN）的目的是在切除肿瘤的同时最大限度地保留肾单位，降低对手术后肾功能的影响。由于肾脏质脆且血流丰富的解剖生理特点，复杂肿瘤行部分切除术时较易出血，术中手术医生止血及对切除范围的辨认，会直接影响患者术中、术后并发症的发生及预后。近年来，随着后腹腔技术的发展，后腹腔镜下 PN 已逐渐取代传统开腹及腹腔镜手术。后腹膜腔是一个潜在的腔隙，需持续充入 CO_2 气体以维持后腹膜间隙的压力，建立人工后腹腔，其腔隙内血管丰富，充满脂肪和疏松结缔组织，加之 CO_2 气体的弥散系数较大，机体对 CO_2 的吸收较多、较快，可导

致 CO_2 蓄积，易引起高碳酸血症和呼吸性酸中毒，严重时引起纵隔气肿、气胸甚至气体栓塞等严重并发症。经腹膜后腹腔入路手术比传统腹腔镜手术对患者血气的影响更大，高碳酸血症和呼吸性酸中毒的发生率更高。有研究发现对于此类手术患者，可将高碳酸血症控制在一定范围内，即允许性高碳酸血症（permissivehypercapnia，PHY），PHY 作为一种保护性肺通气策略已广泛应用于临床，手术后肾功能恢复 3 个月到 1 年未见明显异常。

对于后腹腔镜下肾部分切除术的麻醉，术前应开通中心静脉通路以便在大出血等紧急情况下补血、补液及应用血管活性药物，还应建立动脉血压监测以便监测血压及血气分析，进一步了解患者内环境的变化。

2. 高龄患者合并乙型肝炎病毒感染麻醉注意事项

HBV 是引起肝硬化最常见的病因，而一旦肝功能失代偿，5 年病死率高达 70% ～ 86%，尤其是老年人，病情复杂，并发症多，病死率更高。老年患者肝细胞数量减少，肝血流也相应降低。老年患者脂肪比例增加，而脂溶性麻醉药物在患者体内分布容积也不断增加，同时患者肝肾功能减退，易导致药物半衰期延长和药物代谢排泄功能显著下降。此外，肝脏合成蛋白质的能力降低，代谢药物的能力也有不同程度的减少。白蛋白水平减少可导致高度蛋白结合药物（如丙泊酚）的游离药物浓度增加。

与年轻人和低龄老年人相比，高龄患者（＞ 75 岁）存在更多多病共存、多重用药、多器官功能衰退等特殊问题，导致手术决策难度增加、术中风险高、术后严重并发症发生率和死亡率高，康复进程缓慢。老年乙肝肝硬化是临床常见的肝脏疾病，治疗不及时可导致消化道大出血、肝衰竭及肝癌等后果；而上消化道出血是老年肝硬化首要的致死因素，这与凝血因子缺乏、脾脏功能亢进导致的血小板减少、门静脉高压性胃病、弥漫性血管内凝血及食管胃底静脉曲张破裂等密切相关。另外，部分老年患者长期服用抗凝药物，若合并肝硬化，围手术期麻醉管理最应重视的是凝血系统，可通过实验室检查及血栓弹力图（thromboelastography，TEG）进行凝血功能监测，指导出凝血管理。

本例患者高龄合并乙型肝炎，行后腹腔镜下肾部分切除术，术前肝功能差、凝血功能异常，术中及术后可能出现大出血、凝血功能障碍、心血管系统意外、脑卒中、皮下气肿、气胸、酸碱失衡、电解质紊乱及谵妄等并发症。术前应全面了解患者身心状况，做好术前访视与评估，必要时可多学科共同讨论手术时机、方案及相应的术前准备。术中应密切关注患者循环及呼吸系统，监测患者内环境状态，要做到早发现、早诊断、早干预、早治疗。老年患者是手术后谵妄和认知功能障碍发生的高风险人群，围手术期应做好预案，降低其发生概率。

📋 病例点评

高龄合并肝炎患者的麻醉，特别是手术有大出血风险者，采取全面评估、严密监测及保护措施，对手术成功及患者预后具有重大意义。

对老年患者进行术前访视与评估是实施麻醉手术前至关重要的一环，其目的是客观评价老年患者对麻醉手术的耐受力及其风险，合并肝炎患者，可采用 Child-Pugh 分级评估肝功能损害程度，术前重点关注白蛋白水平和凝血功能。

笔记

术中实施常规监测的同时，有条件的医院可行脑电及肌松监测。现有证据表明，BIS监测能有效降低手术后谵妄的发生。条件具备时可联合麻醉镇静深度和无创局部脑氧饱和度等监测实施个体化脑功能保护策略。对于麻醉药物的选择以不损害脏器功能为原则，尽量选择不经过肝脏代谢或者代谢较少的药物，肌松药物优选顺式阿曲库铵，镇静镇痛药物优选短效丙泊酚和瑞芬太尼，麻醉诱导可选用对血流动力学抑制小的药物如依托咪酯，可根据病情适当给予血管活性药物维持循环稳定。

【参考文献】

1. 曲良超，蒋章颉，宋志平，等.允许性高碳酸血症对后腹腔镜肾部分切除肾功能的影响.广东医学，2016，37（23）：3538-3540.

2. LIU H，QU X，YIN X，et al. Intestinal microbiome and metabolome changes induced by sevoflurane，propofol，and sevoflurane-propofol anaesthesia in patients undergoing nephrectomy. Br J Anaesth，2022，129（2）：e38-e40.

3. 中华医学会麻醉学分会老年人麻醉学组，北京医学会骨科分会老年学组，国家老年疾病临床医学研究中心.高龄脊柱手术患者围手术期多学科评估中国专家共识.中华医学杂志，2022，102（17）：1245-1257.

4. 中华医学会麻醉学分会老年人麻醉与围术期管理学组，国家老年疾病临床医学研究中心，国家老年麻醉联盟.中国老年患者围手术期麻醉管理指导意见（2020版）（二）.中华医学杂志，2020，100（33）：2565-2578.

（刘亚东　牛少宁　整理）

病例 4
乙型肝炎合并布鲁氏菌病患者腰椎病灶切除术的麻醉管理

病历摘要

【基本信息】

患者，男性，62 岁，身高 168 cm，体重 62 kg。

主诉：腰痛伴下肢放射痛、麻木 17 月余。

现病史：发现 HBsAg 阳性 40 年，6 年前因"肝功能异常、病毒量高"开始口服替诺福韦治疗至今。17 个月前无明显诱因出现腰痛、双髋部疼痛，发热，体温最高 39 ℃，伴盗汗、头晕、头痛，无胸闷、气短等症状，曾就诊于当地医院，化验布病试管凝集试验 1∶400（+++）。腰椎 MRI：腰椎骨质增生，$L_{1、2}$ 椎体异常信号，诊断为布鲁氏菌性脊柱炎，$T_{12} \sim L_1$ 和 $L_{1\sim2}$ 椎间盘突出。给予患者口服利福喷丁胶囊 600 mg/ 次、隔日 1 次，多西环素 0.1 g/ 次、每日

2 次，患者体温逐渐恢复正常，腰痛、下肢疼痛及麻木症状无明显好转，后就诊于当地医院（具体治疗不详）。目前患者腰部酸痛，双髋及下肢麻木、疼痛不适加重，影响日常生活，为行进一步治疗，门诊以"布鲁氏菌性脊柱炎"收入院。自发病以来，患者神志清，精神好，饮食、睡眠可，二便正常，体重降低。

流行病学史：牛羊饲养史，否认经常外出就餐，多次输血史，预防接种史不详，否认有传染病患者密切接触史。

既往史：反流性食管炎病史 10 余年，未规律治疗。否认高血压、冠心病、糖尿病病史，否认其他传染病病史，否认食物、药物过敏史，否认手术、外伤史。

个人史：无地方病疫区居住史，无传染病疫区生活史，无冶游史，否认吸烟史，否认饮酒史，已婚，已育。

【体格检查】

体温 36.7 ℃，脉搏 80 次 / 分，血压 133/87 mmHg，呼吸 19 次 / 分。一般状况可，神志清，双肺呼吸音清，未闻及啰音，心浊音界不大，律齐，无杂音。肝、脾触诊不满意，肝区无叩痛。脊柱区皮肤完整，无红肿、破溃。脊柱生理曲度变直，椎旁肌肉未见萎缩。$L_{1,2}$ 棘突叩击痛明显，伴双髋及大腿前部放射痛。腰椎屈伸活动明显受限。双下肢肌力 4 级，皮肤感觉麻木。肛门括约肌收缩正常。双足背动脉搏动可触及，肢端血运良好。

【辅助检查】

术前检验报告

血型：B 型 Rh 阳性；血常规：WBC 4.84×10^9/L，Hb 128.0 g/L，PLT 158.0×10^9/L；ESR 21.0 mm/h；肝功能：ALT 12.9 U/L，AST 16.8 U/L，ALB 36.5 g/L；HBV-M 1，4，5（＋）；HBV DNA ＜ 1.0×10^2 IU/mL；

布鲁氏菌抗体凝集试验：阴性；其他实验室检查大致正常。

术前检查报告

胸片：两肺纹理增多。

心电图：窦性心律，偶发房性期前收缩伴室内差异性传导。

超声心动图：主动脉瓣钙化，左室舒张功能减低，左室射血分数 63%。

腰椎 MRI（外院）：腰椎生理曲度存在，L_1 椎体下缘、L_2 椎体上缘见多发骨质破坏区及骨质硬化区，$L_{1\sim2}$ 椎间隙变窄，椎体前缘似见软组织密度影，呈炎性改变；椎体边缘可见不同程度骨质增生。$L_{3\sim4}$、$L_{4\sim5}$ 和 $L_5\sim S_1$ 椎间盘向后方局限性突出，相应硬脊膜囊不同程度受压。椎小关节骨质增生，椎管未见明显狭窄，椎旁软组织未见明显异常。腰椎重度骨质疏松。

【诊断】

布鲁氏菌性脊柱炎、腰椎小关节骨性关节炎、布鲁氏菌感染、腰椎间盘突出、重度骨质疏松、反流性食管炎。

【治疗经过】

手术名称：腰椎后路病灶清除、减压、内固定术。

麻醉方法：全凭静脉麻醉。

麻醉过程：患者入室查体，神志清醒，呼吸平稳，体温正常。监护示窦性心律，心率 74 次 / 分，血压 136/77 mmHg，血氧饱和度 99%。麻醉诱导：咪达唑仑 50 μg/kg、丙泊酚 2.0 mg/kg、舒芬太尼 0.3 μg/kg、苯磺顺阿曲库铵 0.15 mg/kg，可视喉镜引导下顺利置入 ID 7.5 号气管导管，VCV，全身麻醉维持使用氧气（FiO_2 40% ~ 60%），VT 500 mL，RR 12 次 / 分，I : E=1 : 1.5。行左桡动脉穿刺置管连续监测动脉血压及右颈内静脉穿刺置管输液并监测中心静脉压（central venous pressure，CVP）。麻醉维持：丙泊酚 2～4 mg/（kg·h）、瑞芬太尼 0.1～0.15 μg/（kg·min）、苯磺顺阿曲库铵 1.5 μg/（kg·min），维持 BIS 在 40～50。术中控制性降压，血压维持在（90～100）/（50～65）mmHg。术中出血量 300 mL，尿量 1000 mL，共输注晶体液 1500 mL，胶体液 500 mL。手术历时 210 min，麻醉 250 min，术中麻醉平稳，手术顺利，手术结束患者清醒，自主呼吸恢复，潮气量 350 mL，呼吸频率 14 次 / 分，拔除气管导管，送入麻醉恢复室继续观察，呼吸循环稳定，30 min 后安返病房。手术结束给予 PCIA 48 小时。

麻醉后随访及转归：手术后第 1 日患者伤口疼痛程度中度，NRS 评分为 5～7 分，调整手术后镇痛泵参数后疼痛缓解，NRS 评分为 1～3 分。患者转归好，未见手术及麻醉相关严重并发症。手术后第 20 日出院。

病例分析

【病例特点】

患者 HBsAg 阳性 40 年，口服替诺福韦抗病毒治疗 6 年余，肝功能及乙肝病毒载量控制可。发现布鲁氏菌感染 1 年余，口服利福喷丁胶囊、多西环素、利福平治疗，现布鲁氏菌抗体凝集试验阴性。术前体温正常。

【麻醉分析及讨论】

1. 乙型肝炎患者行腰椎手术的术中麻醉要点及管理

乙型肝炎患者可合并凝血功能障碍、肝功能不全、低血小板血症及贫血等并发症，而开放性腰椎手术创口较大，剥离的肌肉组织

27

较多，且在操作时极易损伤椎管内的静脉丛，术中出血风险较高。麻醉医生术中在关注患者出凝血的同时，应尽量维持血流动力学平稳，避免术中因血流动力学波动导致的心脑血管意外的发生。有研究发现，手术期间极易因手术、麻醉等因素，增加患者循环系统、呼吸系统或者认知功能受损的风险，直接影响手术及预后。而控制性降压可减轻术中对患者的伤害，降低出血量，从而快速稳定病情，改善预后。有 Meta 分析表明，控制性降压不会降低脑血流和脑氧代谢，且不会导致心脏、肾脏等重要脏器的缺血缺氧性损害。其主要优势在于减少术野渗血，提供清晰的术野，减少止血带的应用，降低失血量和异体血输注率，从而促进加速康复。本例患者术中采用控制性降压技术，术中静脉给予硝酸甘油 0.5 ～ 3 μg/（kg·h），根据患者平均动脉压、心率及中心静脉压的变化调整药物输注速度，使血压基本维持在（90 ～ 100)/（50 ～ 65）mmHg。另外本例患者术中加用氨甲环酸来促进凝血，氨甲环酸是一种纤维蛋白抑制剂，通过与含有赖氨酸残基的纤维蛋白水解酶相互作用，将纤维蛋白溶解系统的活性降低至低于正常水平，以抑制胰蛋白酶，抑制激活酶原活性而发挥抗纤维蛋白溶解作用。本例患者术中循环稳定，手术出血量较少。围手术期未出现严重手术及麻醉相关并发症。

2. 布鲁氏菌病患者病理改变

布鲁氏菌病（Brucellosis，简称布病），又称马耳他热、地中海弛张热及波状热等，是布鲁氏菌引起的动物源性传染病，临床以长期发热、多汗、关节疼痛、肝脾大及淋巴结肿大为特点。主要流行于西北、东北、青藏高原及内蒙古，羊、牛及猪为主要的传染源，经皮肤黏膜接触、消化道或呼吸道传播，极少数情况下，性行为、输血和骨髓移植也可能感染。可对患者产生的影响如下。

骨外科：最常累及胸椎下段和腰椎上段，感染一般以椎间关节前方炎症开始，通常从前韧带后方播散并侵犯邻近椎体。可并发骨关节炎、骨髓炎、脊椎炎。

神经系统：神经系统病变主要累及脑脊髓膜及近膜结构，可表现为脑膜炎、脑膜脑炎、脑脊髓膜炎、多发性神经根神经炎等。当患者以神经系统局部症状为首发症状就诊时，如临床医生对本病表现认识不足，极易造成误诊。

心血管系统：布鲁氏菌病所致心内膜炎主要侵犯主动脉瓣，较少侵犯二尖瓣，在受累的心瓣膜上可找到布鲁氏菌，主要组织学改变为布鲁氏菌性肉芽肿。心肌炎通常和心内膜炎并发，心肌中出现灶性间质细胞增殖或病灶间隙中有炎性渗出物。血管系统主要侵犯小动脉、毛细血管和毛细血管后动脉，引起血管内膜炎、血栓性脉管炎、动脉瘤及主动脉炎等，病变可见于血管各层及血管周围。

泌尿生殖系统：肾小球肾炎、肾脓肿、睾丸炎。

3. 布鲁氏菌病合并乙型肝炎患者的麻醉注意事项

对布鲁氏菌病患者进行手术时首先要明确疾病分期，疾病对于患者各系统功能的影响，麻醉管理要针对患者的情况制定麻醉方案。本例患者因布鲁氏菌病导致的其他系统性病变不重，对麻醉影响较小，但合并乙型肝炎，骨科开放性腰椎手术应警惕术中出血及凝血异常等风险。

病例点评

乙型肝炎患者开放性腰椎手术，创伤大、易出血，凝血异常者止血相对困难，麻醉管理相对较为复杂。术前应综合评估患者病情，了解其肝肾功能及凝血等情况；术中应密切关注患者出凝血情况，根据检查结果补充相关凝血因子及血浆。麻醉药物尽量选择不经过肝脏代谢或经肝脏代谢少的药物，尽量减少麻醉药物的种类和剂量，以减轻肝脏负担。

合并布鲁氏菌感染者，因布鲁氏菌有荚膜可产生透明质酸酶和过氧化氢酶，荚膜能抵抗吞噬细胞的吞噬作用，内毒素损害吞噬细胞，所以本病不易根治，复发相当常见。对此类患者进行手术，应该认真做好术前评估，警惕病毒对于各系统的影响。

【参考文献】

1. 杜修桥，谢远祝，李兴旺. 右美托咪定联合盐酸纳布啡用于椎间孔镜手术的麻醉效果及安全性. 中国医院用药评价与分析，2018，18（5）：616-618.

2. 王思媛，师玮，贾洪峰. 右美托咪定联合硬膜外麻醉用于腰椎间盘髓核摘除术的临床疗效及其安全性评价. 陕西医学杂志，2017，46（8）：1060-1061.

3. 孙建民，马旭保，甄龙龙，等. 右美托咪定复合舒芬太尼在脊柱内镜手术中的临床观察. 中国疼痛医学杂志，2017，23（11）：878-880.

4. BOONMAK P, BOONMAK S, LAOPAIBOON M. Deliberate hypotension with propofol under anaesthesia for functional endoscopic sinus surgery（FESS）. Cochrane Database Syst Rev，2016，10（10）：CD006623.

5. JIANG J, ZHOU R, LI B, et al. Is deliberate hypotension a safe technique for orthopedic surgery?：a systematic review and meta-analysis of parallel randomized controlled trials. J Orthop Surg Res，2019，14（1）：409.

（刘亚东　程灏　整理）

病例 5
肝功能 Child-Pugh C 级患者
颅内肿瘤切除术的麻醉管理

病历摘要

【基本信息】

患者，男性，34 岁，身高 171 cm，体重 68 kg。

主诉：阵发性右手颤抖 1 年，右侧肢体无力 6 天。

现病史：患者 1 年前无明显诱因出现阵发性右手颤抖，未予治疗，3 周前症状加重，到当地医院就诊，头颅 MRI 检查示左顶叶占位性病变。6 天前无明显诱因出现右侧肢体无力，伴头痛、头晕、恶心，无呕吐，无昏迷，无抽搐，无大小便失禁。来京后于外院就诊行头颅 MRI 检查示左顶叶占位性病变，脑膜瘤？患者合并乙型肝炎、肝硬化，已出现凝血功能异常、脾大、食管静脉曲张等情况，为进一步治疗来我院就诊，急诊以"颅内占位性病变"收入院。患者自

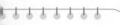

发病以来，言语不利，饮食少，体重下降。

流行病学史：患者经常外出就餐，因肝硬化、贫血、凝血功能异常曾多次输血（血浆、凝血因子、血小板），患者父亲为肝炎肝硬化患者，否认有其他传染病患者密切接触史，预防接种史不详。

既往史：发现乙型肝炎病毒感染 18 年，肝硬化 8 年，曾口服替米夫定、恩替卡韦抗病毒治疗。否认高血压、冠心病、糖尿病病史，否认其他传染病病史，否认食物、药物过敏史，否认手术、外伤史。

个人史：生于原籍，于原籍长大，中学文化程度，在原籍工作，从事个体经营职业。无地方病疫区居住史，无传染病疫区生活史，无冶游史，否认吸烟史，饮啤酒 10 余年，每日约摄入酒精量 70 g。已婚，1 子 1 女，子女体健。

【体格检查】

体温 36.2 ℃，脉搏 80 次 / 分，血压 140/90 mmHg，呼吸 12 次 / 分。一般状况差，嗜睡状，贫血貌，被动体位，查体欠合作，全身皮肤黏膜黄染，肝掌阳性，蜘蛛痣阳性，双侧瞳孔等大等圆，双侧瞳孔对光反射灵敏，伸舌居中，运动正常，无震颤，颈软无抵抗，右侧肢体肌力 4 级，肌张力正常，腹壁反射正常引出，双侧肱二、三头肌腱反射及膝腱反射、跟腱反射正常引出，双侧 Babinski 征阴性。

【辅助检查】

术前检验报告

血型：B 型 Rh 阳性；血常规：WBC 4.43×10^9/L，Hb 113 g/L，HCT 32.0%，PLT 44.4×10^9/L；肝功能：ALT 21.9 U/L，AST 13.1 U/L，TBIL 91.0 μmol/L，DBIL 35.0 μmol/L，ALB 30.3 g/L，TP 52.0 g/L；凝血组合：PT 23.9 s，PTA 39.0%，APTT 53.0 s，FIB 0.69 g/L，PT 比值 2.21，INR 2.23，TT 23.4 s；电解质：K^+ 3.22 mmol/L；HBV DNA：

未检测到；HBV-M 1，2，3（＋）；血氨 59 µmol/L；其他实验室检查大致正常。

术前检查报告

胸片：双肺纹理增多，请结合临床。

心电图：窦性心律，正常心电图。

头颅 MRI（外院）：左顶叶占位性病变，脑膜瘤？

头颅 CT：左侧顶部颅板下团状异常软组织密度影，病灶大小约 6.6 cm×5.3 cm×4.2 cm，考虑为脑膜瘤？伴脑水肿，中线结构略向右侧移位。

腹部超声（外院）：肝硬化，门静脉高压，胆囊结石，脾大，少量腹水。

腹部 CT：肝硬化、脾大、副脾、脾肾分流、门静脉右支部分栓塞、脐静脉侧支开放；胆囊结石、胆囊炎。

【诊断】

颅内占位性病变（顶，左）、脑膜瘤、乙型肝炎肝硬化活动性失代偿期、脾大伴脾功能亢进、门静脉高压、低蛋白血症、胆汁淤积性肝病、食管胃底静脉曲张、肝性脑病、低钾血症。

【治疗经过】

手术名称：左顶枕开颅颅内占位切除术。

术前治疗：术前给予输注血浆、血小板、白蛋白、纤维蛋白原及保肝、脱氨等治疗。

麻醉方法：全凭静脉麻醉。

麻醉过程：患者急诊入室查体，神志清醒，呼吸平稳，体温正常。监护示窦性心律，心率 72 次 / 分，血压 150/85 mmHg，血氧饱和度 97%。嘱申请冰冻血浆 800 mL、悬浮红细胞 800 mL、纤维蛋白原

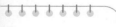

3 g，备单采血小板 2 U。安装自体血液回输机，局麻下行左桡动脉穿刺置管连续监测动脉血压及右侧股静脉穿刺置管输液并监测中心静脉压。全身麻醉给予丙泊酚 1.5 mg/kg、舒芬太尼 0.3 μg/kg、苯磺顺阿曲库铵 0.15 mg/kg，快速诱导，经口明视插入 ID 7.5 号加强型气管导管，置入深度距门齿 23 cm，VCV：VT 550 mL，RR 12 次 / 分，I ：E=1 ： 1.5，$P_{ET}CO_2$ 35 ～ 45 mmHg。麻醉维持给予七氟烷 0.5% 持续吸入、丙泊酚 2 ～ 4 mg/（kg·h）、瑞芬太尼 0.1 μg/（kg·min）、苯磺顺阿曲库铵 1.5 μg/（kg·min），维持 BIS 在 40 ～ 50。开颅后显露硬膜，硬膜表面出血汹涌，加快输液速度，给予自体血液回输并持续泵注血管活性药物维持循环稳定，待血制品取回后积极输血抗休克治疗。术中检测血气、电解质及凝血等指标，根据出血量、尿量、血气分析及凝血功能补充晶体液、胶体液及血制品等。使用加温床垫、热风机等进行体温保护。手术历时 340 min，麻醉 380 min，术中出血量 4300 mL，尿量 2600 mL，自体血液回输 1300 mL，输注异体悬浮红细胞 1600 mL，冰冻血浆 1600 mL，单采血小板 1 U，凝血酶原复合物 600 IU，纤维蛋白原 4.5 g，10% 氯化钙 1 g，乳酸钠林格液 2000 mL，羟乙基淀粉 1000 mL。术中循环较为稳定，心率维持在 65 ～ 95 次 / 分。血压维持在（88 ～ 150）/（50 ～ 75）mmHg，麻醉效果满意。手术结束给予 PCIA 48 小时，患者带气管导管安返病房。围手术期患者血常规、肝肾功能变化情况见表 5-1，凝血功能变化情况见表 5-2。

表 5-1　患者血常规、肝肾功能变化

检查项目	术前 1 日	手术 2 小时	手术结束	术后 1 日	出院
WBC（×10⁹/L）	4.43	5.67	5.72	5.67	2.28
RBC（g/L）	3.33	2.36	4.22	3.49	2.65
Hb（g/L）	113.0	78.2	132.0	115.0	92.0
HCT（%）	32.0	23.0	40.4	33.2	27.2
PLT（×10⁹/L）	44.4	61.0	53.2	35.4	53.0
ALT（U/L）	15.1	16.5	17.1	16.6	18.5
AST（U/L）	22.6	24.7	29.6	28.4	33.2
TBIL（μmol/L）	99.2	103.6	117.3	134.3	66.2
DBIL（μmol/L）	30.9	33.5	38.0	31.9	24.6
TP（g/L）	52.4	51.5	52.7	56.8	47.5
ALB（g/L）	32.0	30.2	35.0	34.6	31.9
CREA（μmol/L）	43.5	41.5	42.6	40.3	34.3

表 5-2　患者凝血功能变化

检查项目	术前 1 日	手术 2 小时	手术结束	术后 1 日	出院
PT（s）	23.9	21.3	20.2	20.6	24.1
PTA（%）	39.0	42.2	47.0	45.0	39.0
APTT（s）	53.4	52.3	48.8	50.0	56.1
FIB（g/L）	0.69	1.58	1.62	1.53	0.77
PT 比值	2.21	1.92	1.88	2.11	2.23
INR	2.23	1.91	1.87	2.13	2.25
FDP（μg/mL）	–	11.76	12.45	10.52	–
D-D（mg/L）	–	4.19	5.02	4.62	–
TT（s）	23.4	17.6	16.4	17.5	24.4

麻醉后随访及转归：手术后第 1 日呼唤睁眼，神志欠清。手术后第 5 日神志清醒，生命体征平稳，拔除气管导管。手术后第 19 日出院。未见手术及麻醉相关严重并发症。

病例分析

【病例特点】

患者为青年男性，乙型肝炎肝硬化多年，合并门静脉高压、食管胃底静脉曲张、脾大、腹水及严重凝血功能异常。

【麻醉分析及讨论】

1. 患者肝炎肝硬化导致凝血功能异常的麻醉处理难点

肝脏是人体最大的实质性器官，其功能繁多而复杂。各种肝损害因素可引起不同程度的肝细胞损伤和肝功能障碍。严重的肝实质细胞和库普弗细胞（Kupffer cell）功能障碍可导致肝功能不全，甚至可进一步加重为肝衰竭。凝血因子除Ⅷ因子（内皮细胞合成）、Ⅳ因子（Ca^{2+}）、Ⅴ因子（内皮细胞和血小板合成）以外，其他均由肝脏合成。因此，肝细胞损伤必然导致凝血因子合成减少，引发凝血机制障碍。血小板生成素（thrombopoietin，TPO）是体内血小板生成调节最重要的生理性调节因子，主要由肝细胞产生，肝细胞损伤可间接导致血小板数量减少。肝硬化肝内结构变化可使肝内门静脉压力升高，进而导致脾静脉血液蓄积脾脏，造成脾大。当脾大、脾功能亢进时，血小板在脾脏滞留和血小板破坏增加，进一步导致血小板数量减少。血小板在生理性止血过程中发挥着重要作用，任何导致血小板数量及血小板功能异常的危险因素均可导致凝血功能异常。此外，肝脏也是清除纤溶代谢产物的主要脏器，肝功能异常可以导致纤溶、凝血同时出现问题。凝血过程可分为凝血酶原酶复合物的形成、凝血酶原的激活和纤维蛋白的生成三个基本步骤。根据凝血酶原酶复合物形成的始动途径和参与的凝血因子不同，可将凝血过程分为内源性凝血途径和外源性凝血途径，两条途径中的某些凝血因子可以相互激活，并不完全独立。影响内源性凝血途径的凝血因子主要有因子Ⅻ、因子Ⅺ、因子Ⅸ、因子Ⅷ、因子Ⅹ、因子Ⅴ和Ca^{2+}。影响外源性凝血途径的凝血因子主要有因子Ⅲ、因子Ⅶ、因子Ⅹ、因子Ⅴ和Ca^{2+}。凝血酶原酶复合物为FXa-FVa-Ca^{2+}-磷脂复合物，可使血浆中无活性的凝血酶原（FⅡ）被激活为有活性的凝血酶（FⅡa）。纤维蛋白原即凝血因子Ⅰ（FⅠ），在凝血酶（FⅡa）的作用下，可转变为纤维蛋白单体。纤维蛋白单体在受激活的纤维蛋白稳定因子的作用下，相互连接形成不溶于水的纤维蛋白多聚体，并彼此交织成网，形成血凝块。临床常用于参考的凝血项目包括凝血酶原时间（PT）、凝血酶原活动度（PTA）、活化部分凝血活酶时间（APTT）、纤维蛋白原定量（FIB）、国际标准化比值（INR）、凝血酶时间（TT）。当患者肝功能异常导致纤维蛋白原水平降低时，患者 PT 延长、TT 延长、APTT 正常或略延长。FIB 低于 0.7 g/L 以下时有自发出血可能，常认为将血浆 FIB 提升到 2.0 g/L 以上方能达止血目的。故对于此类患者，术中要积极给予新鲜冰冻血浆、血小板、纤维蛋白原、凝血酶原复合物等来纠正凝血功能。

2. 肝功能 Child-Pugh 分级及手术风险评估

肝功能 Child-Pugh 分级是用于评价肝硬化患者肝功能状态及预后的最常见和最经典方法。患者 5 个指标（包括肝性脑病分期、腹水、血清胆红素、血清白蛋白浓度及凝血酶原时间）按不同状态分别记以 1 分、2 分和 3 分，并将 5 个指标分数进行相加，总和最低分为 5 分，最高分为 15 分，分为 A、B、C 三级。分级标准见表 5-3。

表 5-3　肝功能 Child-Pugh 分级标准

生化指标	评分		
	1 分	2 分	3 分
肝性脑病分期	无	1～2	3～4
腹水	无	轻度	中、重度
血清胆红素（μmol/L）	< 34	34～51	> 51
血清白蛋白（g/L）	> 35	28～35	< 28
凝血酶原时间延长（s）	< 4	4～6	> 6

A 级：5～6 分，患者肝功能通常正常，可以耐受比较复杂的手术。B 级：7～9 分，患者肝功能较差，存在一定概率的手术风险，

应尽量通过使用保肝药物等方法，将肝功能转化成为 Child-Pugh A 级再进行手术，以提高手术安全性。C 级：≥ 10 分，患者肝功能差，接近肝衰竭，实施外科手术的风险较大，死亡率也较高。Child-Pugh C 级患者因术中、术后病死率高，建议尽量保守治疗。但近年来也有大量研究表明，通过选择合理术前方案、术中控制出血，加强围手术期综合治疗方案，可明显增加手术可行性，大大降低手术死亡率。

3. 肝硬化患者脑膜瘤手术的麻醉管理难点

脑膜瘤是起源于脑膜及脑膜间隙的衍生物，是临床上常见的颅内肿瘤，约占脑肿瘤的 15%，其组织病理大多为良性表现。脑膜瘤血运丰富，多由颈外动脉和（或）颈内动脉供血，术中易出血。肝硬化患者本身凝血机制差，术中易出血，加之手术创伤，极易造成患者术中大出血，从而导致恶性后果。对于此类患者，术中麻醉管理应尽量维持血流动力学平稳，大的循环波动不仅可造成脑损伤，还会加重肝脏损伤，从而导致肝功能的进一步损伤。

本例患者为肝功能 Child-Pugh C 级巨大脑膜瘤患者，凝血功能极差，手术时间较长且大出血风险较高。该急诊手术麻醉的关键是尽量减少麻醉药物对于肝脏功能的影响，积极补充新鲜冰冻血浆、血小板、纤维蛋白原、凝血酶原复合物等以纠正凝血功能，并采用自体血液回输技术和异体血输注保证患者循环稳定。麻醉医生应密切关注手术进展，如患者大出血应紧急启动团队救治方案，尽早纠正患者低血容量状态、纠正凝血指标、维持血流动力学平稳，密切关注电解质及酸碱平衡情况，保护重要脏器的有效灌注，保护肝肾功能，预防脑水肿、脑出血及 DIC 等严重并发症的发生。

病例点评

对肝功能较差患者行神经外科手术麻醉时应注意以下几点：①重症肝功能不全患者实施神经外科手术，手术创伤大、出血多，止血相对困难，增加了麻醉管理的难度。术前应综合评估患者病情，对于急诊手术应快速确立救治团队及救治方案。②全身麻醉管理时应注意肝功能障碍患者对许多药物的代谢、清除能力下降。另外，血清白蛋白水平降低，全身性体液转移（如腹水），会改变药物的分布容积，从而会对不同药物的作用产生复杂的影响。③对于凝血异常患者，术中应密切关注出凝血情况，根据凝血监测结果补充相关凝血因子及血浆。

总之，肝功能障碍患者麻醉术前要针对病情进行充分评估及做好麻醉预案，术中麻醉医生要加强循环功能监测和凝血功能监测，密切关注电解质及酸碱平衡情况。采取异体血和自体血输注等一系列液体管理和血液保护措施。科学合理的围手术期麻醉管理策略有利于保障肝功能障碍患者的内环境稳定，减少术后并发症的发生，增加手术成功率。

【参考文献】

1. SHARMA P. Value of liver function tests in cirrhosis. J Clin Exp Hepatol，2022，12（3）：948-964.

2. 张利，徐春晖 . 合并肝硬化的胆囊结石腹腔镜处理体会 . 中国临床研究，2016，29（3）：345-347.

3. 李乔，王燕，石伟，等 . 肝硬化 Child-Pugh C 级门静脉高压症患者行脾切除贲门周围血管离断术的可行性 . 中华肝胆外科杂志，2018，24（10）：649-653.

（刘亚东　程灏　整理）

病例 6
乙型肝炎合并妊娠期肝内胆汁淤积症患者剖宫产手术的麻醉管理

【基本信息】

患者，女性，30岁，身高 161 cm，体重 62 kg。

主诉：停经 38^{+2} 周，发现胆汁酸异常升高半天。

现病史：患者自幼发现 HBsAg 阳性，乙肝大三阳。4 年前因"肝功能异常、病毒载量高"开始口服替诺福韦治疗至今。孕 8 周查肝功能提示总胆汁酸（total bile acid，TBA）16.9 μmol/L，无皮肤瘙痒，诊断"妊娠期肝内胆汁淤积症"，口服丁二磺酸腺苷蛋氨酸肠溶片至孕 16 周，复查肝功能正常停药。HBV DNA < 20 IU/mL。孕 23^{+2} 周复查肝功能提示 TBA 12.7 μmol/L，继续予丁二磺酸腺苷蛋氨酸肠溶片口服，孕 27$^+$ 周加用熊去氧胆酸胶囊治疗。孕 27$^+$ 周行葡萄糖耐量

试验，检查结果为 5.59 mmol/L（空腹）、11.44 mmol/L（餐后 1 小时）、8.10 mmol/L（餐后 2 小时），诊断"妊娠期糖尿病"，未正规监测血糖，复查肝功能提示 TBA 29.1 μmol/L，HBV DNA 未检测到。孕 28^{+1} 周因"妊娠期肝内胆汁淤积症、妊娠期糖尿病"入院，饮食＋运动控制欠佳，予胰岛素治疗，监测血糖大致正常，尿酮体阴性，予药物降胆汁酸治疗，孕 30^{+5} 周复查 TBA 23.4 μmol/L。患者孕晚期未自觉双下肢水肿，无头晕、眼花等不适。孕 38^{+2} 周产检 TBA 41.2 μmol/L，以"妊娠期肝内胆汁淤积症（重度）、妊娠期糖尿病（胰岛素治疗）"收入院。

既往史：10 年前因胎停育行清宫手术，否认其他重大疾病史，否认其他手术、外伤史，否认药物过敏史，否认输血史。

个人史：出生于原籍，未到过传染病疫区；无烟酒等不良嗜好，无毒物及放射性物质接触史，无冶游史。

【体格检查】

体温 36.6 ℃，脉搏 78 次 / 分，血压 126/78 mmHg，呼吸 19 次 / 分。一般状况可，神志清，双肺呼吸音清，未闻及啰音，心浊音界不大，律齐，无杂音，肝肋下未触及、剑下未触及，无触痛，脾肋下未触及，无触痛。

【辅助检查】

术前检验报告

血型：B 型 Rh 阴性；血常规：Hb 134 g/L；肝功能：ALT 12.1 U/L，AST 17.4 U/L，TBIL 10.2 μmol/L，TBA 41.3 μmol/L；HBsAg 阳性；其他实验室检查大致正常。

术前检查报告

心电图：窦性心律，正常心电图。

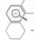

【诊断】

孕 2 产 0 孕 38^{+2} 周头位待产、妊娠期肝内胆汁淤积症（重度）、妊娠期糖尿病（胰岛素治疗）、慢性乙型病毒性肝炎。

【治疗经过】

手术名称：子宫下段剖宫产术。

麻醉方法：腰硬联合麻醉。

麻醉过程：患者入室查体，神志清醒，呼吸平稳，体温正常。监护示窦性心律，心率 74 次 / 分，血压 136/77 mmHg，血氧饱和度 99%。开放外周静脉通路，选择 $L_{3\sim4}$ 间隙穿刺行腰硬联合麻醉，蛛网膜下腔给予 0.25% 罗哌卡因 15 mg，麻醉平面至 T_6，麻醉效果满意。麻醉后间断给予麻黄碱维持血流动力学稳定。术中娩出一男婴，新生儿 1 分钟、5 分钟 Apgar 评分分别为 10 分、10 分。胎盘、胎膜娩出完整，胎儿娩出后给予缩宫素子宫肌壁注射 10 U 及静脉滴注 10 U，子宫收缩欠佳，给予按摩子宫及宫体注射卡前列素氨丁三醇 250 μg 后子宫收缩好，手术顺利，手术时间 35 min，麻醉时间 45 min。术中出血量约 500 mL，尿量 50 mL，输注乳酸钠林格液 500 mL，抗生素 100 mL，羟乙基淀粉 150 mL。术中循环稳定，血氧饱和度 100%。手术结束给予 PCIA 48 小时，安返病房。

麻醉后随访及转归：患者手术后伤口无明显疼痛，NRS 评分为 1 ～ 3 分。手术后第 3 日，复查肝功能：ALT 9.0 U/L、AST 13.7 U/L、TBIL 15.6 μmol/L、TBA 16.8 μmol/L。手术后第 4 日出院。未见手术及麻醉相关严重并发症。

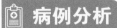 **病例分析**

【病例特点】

患者为青年女性，乙肝合并妊娠，妊娠期肝内胆汁重度淤积。患者 4 年前口服抗病毒药物至今，目前转氨酶及凝血功能正常，TBA 升高。

【麻醉分析及讨论】

1. 乙型肝炎病毒感染对母体的影响

在孕期，母体免疫系统会发生一些变化，即 Th 1 和 Th 2 细胞因子的平衡向 Th 2 发生转变、调节性 T 细胞数量增加等，这些都会导致对乙型肝炎病毒的免疫反应降低，使 HBV DNA 定量升高和转氨酶水平降低。在大多数情况下，妊娠期乙型肝炎病毒感染不会增加死亡率和致畸风险。而在急性感染期胎儿低体重和早产的发生率高于一般人群，在慢性乙型肝炎病毒感染的母体中妊娠期糖尿病、产前出血和早产的发生比一般人群更多见。晚期肝硬化患者常因下丘脑 – 垂体功能障碍而闭经和不孕，即使怀孕也会增加母体和胎儿疾病发生发展的危险性及胎儿死亡率。

2. 妊娠期肝内胆汁淤积症（intrahepatic cholestasis of pregnancy，ICP）

ICP 是妊娠期最常见的肝脏疾病，好发生于妊娠中晚期，病因尚不完全清楚，但可能是遗传易感性（肝胆转运蛋白的变异）、激素因素和环境因素共同作用的结果。近几年研究发现，肝炎病毒感染可能是 ICP 的高危因素，临床表现主要以皮肤瘙痒和胆汁酸升高为特征，可致胎儿围生期发病率和死亡率增高，也可致母体原发肝脏疾病加重，可能加速肝硬化、门静脉高压症、高脂血症及肝衰竭和肝癌的发展。ICP 患者因脂肪吸收不良可出现脂肪泻，这可能会对维生素 K 的吸收产生不利影响并损害凝血。此外，该疾病可能会导致短暂的肝损伤，进一步损伤凝血功能。

3. 肝炎病毒感染与 ICP 的关系

感染 HBV 的孕妇发生 ICP 的风险增加，ICP 患者也可有 HBV 感染。这表明 HBV 感染是 ICP 的高危因素，对有 ICP 症状的女性进行乙肝筛查也是有必要的。有研究发现，不仅感染 HCV 的孕妇发生 ICP 的风险更高，ICP 患者后期 HCV 感染的风险也会增加。这些发现表明在有 ICP 的女性中筛查丙型肝炎存在潜在益处。

4. 乙型肝炎合并妊娠期肝内胆汁淤积症患者剖宫产手术的麻醉管理

（1）椎管内麻醉的选择：评价凝血功能是椎管内麻醉的必要条件。无凝血功能异常的 ICP 患者可选择椎管内麻醉。临床上，凝血酶原时间（PT）和国际标准化比值（INR）不仅可作为肝功能障碍的评价指标，亦可用于评估是否适合行椎管内麻醉。同样，由于仅需较少数量即可满足生理需要，凝血因子Ⅶ水平须下降 70%，PT 才会延长。当 PT 检测结果比正常对照波动值 ≤ 3 秒及 INR ＜ 1.6 时可考虑椎管内麻醉。2021 年美国产科麻醉和围产期协会发布的关于产科血小板减少症患者椎管内阻滞的跨学科共识指出：如果产妇 PLT ≥ 70×10^9/L 且无其他禁忌证或危险因素，进行椎管内阻滞发生脊髓硬膜外血肿的风险可能较低；在 PLT 为（50 ～ 70）$\times 10^9$/L 的患者中，需要在临床背景下进行个体化风险和获益分析，以确定是否需要进行椎管内阻滞；如果 PLT ＜ 50×10^9/L，则发生脊髓硬膜外血肿的风险可能增加，此时应尽量避免椎管内麻醉。

（2）全身麻醉药物的选择：所有挥发性麻醉药均会使肝血流量

产生剂量依赖性下降。然而，吸入麻醉药仍然是部分肝脏手术的主要选择，因为其对肝功能的整体影响较小，并且评估麻醉深度较容易。咪达唑仑对血流动力学方面的影响最小，有顺行性遗忘作用，但慎用于重症肝病患者，因其作用时间较长，可加重或诱发肝性脑病。丙泊酚作为一种短效镇静麻醉药物，脂溶性高，能够顺利通过胎盘屏障，具有药物作用速度快的优势，无须长时间维持，在麻醉前诱导及麻醉过程中有着广泛的应用。丙泊酚用药后通过胎盘降解，50%以上经肝脏代谢排出，极少部分会进入胎儿体内，对胎儿无明显影响，是剖宫产全身麻醉的常用药物，一般认为，临床使用诱导剂量小于 2.5 mg/kg、维持剂量小于 6 mg/（kg·h）是安全有效的。丙泊酚因起效快、苏醒迅速的优点，临床上广泛应用于普通肝病患者的麻醉，但不推荐用于重症肝病或肝昏迷患者。阿片类药物芬太尼、舒芬太尼几乎完全经过肝脏代谢，瑞芬太尼是一种作用强的超短效阿片受体激动剂，具有起效快、清除迅速等优点，大量研究表明瑞芬太尼用于孕妇和胎儿是安全可靠的。肌肉松弛剂多为大分子量、低脂溶性、高解离度的药物，临床常用剂量未发现其通过胎盘屏障而对新生儿呼吸产生抑制作用。苯磺顺阿曲库铵因不依赖器官的消除和不释放组胺而成为肝病患者肌松药较为理想的选择。

5. 妊娠合并肝内胆汁淤积症患者麻醉治疗原则

（1）早期发现并积极控制乙型肝炎病毒含量，积极对妊娠合并肝内胆汁淤积症患者进行多学科管理，使用药物控制总胆汁酸含量，尽量使患者术前肝功能、凝血功能及血小板计数处于较为正常的范围，对改善妊娠期肝内胆汁淤积且行剖宫产患者预后可有重大意义。

（2）必要时术前行有创动脉、中心静脉穿刺置管术，连续监测动脉血压及中心静脉压。

（3）术中尽量减少应用的药物剂量及种类，必要时进行相关实验室检查。本例患者合并妊娠期糖尿病（胰岛素治疗），常规监测血糖。

（4）围手术期保护肝肾功能。

综上所述，乙型肝炎合并妊娠期肝内胆汁淤积症患者剖宫产围手术期的管理需要多学科团队协作治疗，包括术前合理的治疗准备、恰当的麻醉管理、规范的手术操作及妥善的术后诊治，只有做到每一细节、每一步骤有条不紊、环环相扣，才能确保母婴安全度过围手术期。

病例点评

乙型肝炎在我国的传染率较高，尤其在妊娠期，不仅可导致妊娠期孕产妇的生理功能发生大幅度变化，损害肝功能，还可导致凝血功能异常，增加产妇分娩时大出血的发生风险。ICP是一种常见的高危妊娠，合并乙型肝炎的孕妇更易发生，严重威胁母婴健康。术前及早发现并予以积极诊疗为本病的治疗关键。本例患者术前肝功能及凝血功能基本正常，HBV DNA病毒载量控制佳，为后续手术及麻醉治疗提供了有利条件。尽管如此围手术期也不可疏忽大意，术前早期应明确诊断、细致全面评估，根据患者的凝血功能做好麻醉方法的选择，应尽可能使用不经肝脏代谢的麻醉药物，以减轻肝脏负担。评估术中可能出现的并发症并采取积极治疗措施。围手术期要做到多学科综合救治，严密监测凝血功能，指导补充凝血物质。精益求精的麻醉管理，能够为患者的手术安全保驾护航。

【参考文献】

1. JIANG R，WANG T，YAO Y，et al. Hepatitis B infection and intrahepatic cholestasis of pregnancy：a systematic review and meta-analysis. Medicine，2020，99（31）：214-216.

2. WIJARNPREECHA K，THONGPRAYOON C，SANGUANKEO A，et al. Hepatitis C infection and intrahepatic cholestasis of pregnancy：a systematic review and meta-analysis. Clin Res Hepatol Gastroenterol，2017，41（1）：39-45.

3. AUER M E，ARENDT K，BEILIN Y，et al. The society for obstetric anesthesia and perinatology interdisciplinary consensus statement on neuraxial procedures in obstetric patients with thrombocytopenia. Anesth Analg，2021，132（6）：1531-1544.

4. 陈静，倪燕，何明枫 . 丙泊酚复合雷米芬太尼全身麻醉对剖宫产术中新生儿氧摄取率的影响 . 江苏医药，2016，42（14）：1561-1563.

（刘亚东　赵丽琴　整理）

病例 7
肝移植术后再发肝硬化患者
行无痛胃肠镜的麻醉管理

病历摘要

【基本信息】

患者，男性，51 岁，身高 178 cm，体重 75 kg。

主诉：发现 HBsAg 阳性 30 年，乏力、腹胀 10 余天。

现病史：30 年前患者因腹部不适检查发现 HBsAg 阳性，7 年前因肝癌行肝移植术。4 年前因肝功能异常、HBV DNA 升高（具体不详）诊断为乙型肝炎肝硬化，开始进行保肝及拉米夫定抗病毒治疗（治疗期间肝功能、HBV DNA 结果不详），已停药近 1 年。10 余天前患者无明显诱因出现乏力、腹胀、呃逆，伴眼黄、尿黄，无发热、腹痛、大便颜色变浅、皮肤瘙痒、双下肢水肿、意识障碍等不适。8 天前患者就诊于当地医院，化验 HBsAg 952.11 IU/mL，HBeAg（−），

48

HBV DNA 0.5×10^3 IU/mL；AFP 69.35 ng/mL；未见耐药位点；肝脏超声示肝弥漫性病变、胆囊多发结石、少量腹水；肝功能提示 ALT、AST $>$ 1000 U/L，TBIL 245.6 μmol/L，DBIL 105.5 μmol/L；低蛋白血症；诊断"慢加急性肝衰竭"，给予拉米夫定抗病毒，并予保肝、降酶、退黄、输血浆、输蛋白等治疗。患者病情未见明显好转，遂来我院进一步诊治，以"肝衰竭"收入我院。患者自发病以来，神志清，精神尚可，进软食，大小便正常，近期体重无明显改变。

流行病学史：否认经常外出就餐，哥哥、姐姐均为肝癌去世，曾有输血及血制品应用史，否认有传染病患者密切接触史，预防接种史不详。

既往史：平素健康状况一般，10 年行左侧腹股沟疝修补术，7 年前于外院行肝移植手术，术中输血治疗（具体不详）。否认高血压、冠心病、糖尿病病史，对磺胺类药物过敏，否认其他传染病病史，否认外伤史。

个人史：生于原籍并久居，无地方病疫区居住史，无传染病疫区生活史，无冶游史，吸烟 30 余年，平均 30 支 / 天，否认长期大量饮酒史，已婚，已育。

【体格检查】

体温 36.8 ℃，脉搏 68 次 / 分，血压 133/69 mmHg，呼吸 18 次 / 分。一般状况可，神志清，肝病面容，全身皮肤黏膜重度黄染，肝掌阴性，蜘蛛痣阴性，双侧巩膜重度黄染，双肺呼吸音粗，未闻及干湿啰音及胸膜摩擦音，心浊音界不大，律齐，无杂音。肝、脾、胆囊未触及，肝区叩痛阴性。移动性浊音阳性。

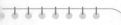

【辅助检查】

术前检验报告

血型：B 型 Rh 阳性；血常规：WBC 5.1×10^9/L，Hb 72.0 g/L，PLT 36.2×10^9/L；凝血组合：PT 17.3 s，FIB 2.35 g/L，INR 1.35；肝功能：ALT 185.0 U/L，AST 174.0 U/L；肾功能：CREA 65 μmol/L；HBV-M 1，4，5（+）；HBV DNA 0.5×10^3 IU/mL；其他实验室检查大致正常。

术前检查报告

胸部 CT 及心电图检查未见明显异常。

【诊断】

肝硬化伴食管静脉曲张破裂出血、慢加急性肝衰竭、肝移植术后、乙型肝炎肝硬化（失代偿期）、门静脉高压、中度贫血（失血性 + 营养性）、反流性食管炎、左腹股沟疝修补术后。

【治疗经过】

手术名称：胃镜检查 + 内镜下食管胃曲张静脉精准断流术 + 肠镜检查。

麻醉方法：全凭静脉麻醉。

麻醉过程：患者术前禁食至少 8 小时，禁饮 4 小时，常规肠道准备。患者入室查体：神志清醒，呼吸平稳，体温正常。监护示窦性心律，心率 72 次 / 分，血压 133/72 mmHg，血氧饱和度 99%。给予鼻导管吸氧，氧流量为 3 L/min，开放静脉通路。备好急救药品、吸引设备及气管插管用物。患者取左侧卧位，给予负荷量右美托咪定 0.5 μg/kg，同时静脉泵注瑞芬太尼 0.2 μg/（kg·min），10 min 后静脉注入丙泊酚 0.8 mg/kg，患者呼之不应、睫毛反射消失，开始内镜操作。术中持续泵注右美托咪定 0.3 μg/（kg·h）、瑞芬太尼 0.2 μg/（kg·min）至检查结束。检查时间 25 分钟，术中患者生命体征平稳，呼吸缓慢但平稳，无知觉及体动，血氧饱和度维持在 97% ～ 100%。检查结束后 3 分钟患者清醒，呼之睁眼、回答切题后，于恢复室观察 30 分钟，无异常，送返病房。

麻醉后随访及转归：手术后患者未出现麻醉相关并发症。因重度肝功能障碍，于手术后第 2 日转入肝病科治疗，第 15 日患者肝功能、凝血功能好转，予以出院。

病例分析

【病例特点】

患者为中年男性，肝移植手术后 7 年再发肝硬化，重度肝功能障碍，低蛋白血症，凝血功能差。

【麻醉分析及讨论】

1. 肝移植现状及移植后注意事项

近年来，随着我国外科技术的发展，肝移植发展速度较快，肝移植术后长期生存患者的数量也逐渐增多。但在患者长期随访和管理及某些术后远期并发症方面重视程度不够，致使患者在出现身体异常情况时也未及时就诊而不能得到及时、正确的治疗。肝移植后常见的远期并发症包括代谢性疾病、心血管疾病和肾功能损害等，如移植后糖尿病（post transplantation diabetes mellitus，PTDM）、高血压、高脂血症、高尿酸血症和慢性肾功能不全等；另外，肝移植患者需终身使用免疫抑制药物，其副作用包括骨髓抑制、重症感染、高血糖、肾功能减退等。值得注意的是，同一患者可同时出现多种并发症，PTDM 容易继发感染、增加高血压等心脑血管并发症，特别是 PTDM 可增加冠心病的发病危险，高血压和糖尿病还可进一步加重肾损伤，肥胖、高脂血症也会引起移植肝脂肪变性。目前针对上述远期并发症的处理应以预防为主，包括尽量减少肾毒性药物和激素的应用，加强对肝移植患者的管理，及时发现各种远期术后并发症并采取及时、正确有效的防治措施，只有这样才能进一步提高移植器官存活率和患者生存率，以及移植受体的长期生存质量。

2. 麻醉用药对严重肝功能障碍患者的影响

本患者肝移植术后再发肝硬化，严重肝功能障碍影响多种麻醉药物的药代动力学和药效学。丙泊酚由于起效快、作用时间短、代谢完全，已成为无痛内镜的常规用药。但其在肝内代谢约占 90%，虽然存在肝外代谢途径，仍有研究证实随着肝功能障碍程度加重，麻醉恢复时间延长。丙泊酚的用药量可能是影响肝硬化患者麻醉复苏时间的主要原因。瑞芬太尼是一种短效的阿片受体激动剂，静脉滴注后被血液等组织中的非特异性胆碱酯酶快速分解，代谢不受肝肾功能影响。右美托咪定是一种高选择性 α_2 肾上腺素受体激动剂，具有抗交感、焦虑及镇静、镇痛的作用，与丙泊酚、瑞芬太尼等麻醉药物联合应用可产生协同作用，增强丙泊酚、瑞芬太尼药物作用效能，减少丙泊酚等药物在麻醉过程中的用药量。多项研究表明右美托咪定在肝硬化患者的麻醉中可有效减轻肝功能损伤，降低患者的围手术期应激反应，保护脏器功能。

3. 肝硬化患者行无痛内镜的注意事项

静脉麻醉和肝功能密切相关。很多麻醉药物都要经过肝脏转化和降解。严重肝病时，在肝内生物转化的药物作用时间可延长，药物用量应酌减。肝功能严重受损的患者，常因严重低蛋白血症产生腹水和水肿，大量腹水可影响患者呼吸，应注意密切监护，尽量避

笔记

免应用可能引起呼吸抑制的药物。肝硬化患者常合并门静脉高压、食管胃底静脉曲张，内镜操作时有引起曲张静脉破裂出血而致误吸的可能，应备好吸引及气管插管等抢救设备。

病例点评

肝移植术后再发肝硬化患者麻醉应注意以下几点：①肝移植患者长期使用免疫抑制剂，常合并多系统、多器官的并发症，麻醉前应充分评估，麻醉用药应尽量减轻对各脏器功能的影响，提高移植物和患者的生存率；②部分肝硬化合并腹水患者因腹水量大导致肺膨胀不全，通气血流比值降低，耐受缺氧时间减少，易发生低氧血症，术中应谨慎应用具有呼吸抑制性的麻醉药物；③严重肝功能障碍患者术中应警惕大出血、误吸等严重并发症的发生；④任何手术、麻醉均可加重患者肝损伤，该类患者手术后可能苏醒延迟甚至发生肝性脑病、肝性昏迷，麻醉医师应了解肝性脑病一般发病机制和临床主要表现，以便及时做出诊治。

本例患者病情较重，重度肝功能障碍，术前准备充分，术中应用麻醉药物种类少、剂量小，手术时间相对较短，为患者手术安全及术后恢复提供了有力保障。

【参考文献】

1. ARSLAN M，METIN ÇOMU F，KÜÇÜK A，et al. Dexmedetomidine protects against lipid peroxodation and erythrocyte deformability alterations in experimental hepatic ischemia reperfusion injury. Libyan J Med，2012，7：18185.

2. SHIN S，JOO D J，KIM M S，et al. Propofol intravenous anaesthesia with desflurane compared with desflurane alone on postoperative liver function after living-

donor liver transplantation：a randomised controlled trial. Eur J Anaesthesiol，2019，36（9）：656-666.

3. 牛少宁，赵佳平，蔡晓飞，等 . 全凭静脉麻醉复合不同剂量右美托咪定对肝硬化患者围术期应激反应和苏醒质量的影响 . 中国肝脏病杂志（电子版），2018，10（2）：55-60.

（刘亚东　程灏　整理）

病例 8
重症肝硬化患者行内镜下精准曲张静脉断流术的麻醉管理

病历摘要

【基本信息】

患者，男性，51 岁，身高 177 cm，体重 78 kg。

主诉：间断呕血、便血 1 年余，再发黑便 6 天。

现病史：1 年前患者无诱因呕吐暗红色血液 800 ～ 1000 mL，伴恶心、乏力、心慌、黑蒙，无晕厥、黑便、意识模糊、四肢湿冷，休息后缓解。就诊于当地医院，查 Hb 98 g/L，WBC 3.43×10^9/L，PLT 69×10^9/L；HBV DNA 1.53×10^7 IU/mL；HBsAg 阳性。超声提示肝脏回声增粗，胆囊壁粗糙，脾大，少量腹水。诊断乙肝肝硬化，并开始服用恩替卡韦分散片。9 个月前无诱因出现鲜红色血便，每次约 100 mL，每日 3 ～ 4 次，伴腹部绞痛、里急后重、乏力、心慌、恶心。完善上消化道双重造影提示食管胃底静脉曲张，后转入我院治疗，住院期间完善检查明确诊断乙肝肝硬化；胃镜示食管胃底静脉曲张重度，行内镜下精准曲张静脉断流术（endoscopic selective varices devascularization，ESVD）、食管静脉硬化术（endoscopic injection sclerotherapy，EIS），手术后好转出院。出院后未规律复查胃镜。6 天前无明显诱因出现黑便，伴恶心，无明显呕吐。自诉黑便后大便逐渐转黄，未予特殊重视。今日再次排黑便 1 次，量约 200 g，伴头晕、乏力，立即就诊于我院急诊，实验室检查：全血细胞分析（五分类）：WBC 2.91×10^9/L，LY# 0.64×10^9/L，Hb 68.00 g/L，HCT 25.70%，MCV 64.30 fL，MCH 19.50 pg，MCHC 304.00 g/L，RDW-CV 20.6%，PLT 70.00×10^9/L。考虑食管胃底静脉曲张破裂出血可能性大，为进一步治疗收入我院。患者自发病以来，神志清，精神尚可，进软食，大便见前，小便量正常，近期体重无改变。

流行病学史：否认经常外出就餐，否认输血及血制品应用史，否认有传染病患者密切接触史，预防接种史不详。

既往史：反流性食管炎 2 年；乙肝肝硬化 1 年，服用恩替卡韦抗病毒治疗，9 个月前行 ESVD。否认高血压、冠心病、糖尿病病史，否认其他传染病病史，否认食物、药物过敏史，否认手术、外伤史。

个人史：无地方病疫区居住史，无传染病疫区生活史，无冶游史，吸烟 30 年，30 支 / 天，戒烟 2 个月，否认长期大量饮酒史，已婚，已育。

【体格检查】

体温 36.6 ℃，脉搏 70 次 / 分，血压 110/60 mmHg，呼吸 17 次 / 分。一般状况可，神志清，双肺呼吸音清，未闻及啰音，心浊音界不大，律齐，无杂音。肝脾肋下未触及，无触痛。

【辅助检查】

术前检验报告

血型：O 型 Rh 阳性；血常规：WBC 2.04×10^9/L，Hb 67.0 g/L，HCT 21.6%，PLT 64.0×10^9/L；凝血组合：PT 17.1 s，PTA 51%，APTT 37.4 s，FIB 1.21 g/L，INR 1.58，TT 20.0 s；肝功能：ALT 14.5 U/L，AST 23.7 U/L，ALB 28 g/L，TP 52 g/L；肾功能：CREA 119.1 μmol/L，K^+ 3.12 mmol/L；HBV-M 1，4，5（+）；HBV DNA $< 1.0 \times 10^2$ IU/mL。

术前检查报告

胸部 CT：左肺舌段少许炎症，建议抗炎治疗后复查两侧细支气管炎改变。

心电图：窦性心律，正常心电图。

腹部超声：肝脏形态不规整，右叶偏小，肝表面不光滑，肝内回声较增强，粗糙，分布不均质，肝内胆管未见扩张，肝外胆管宽 3 mm，门静脉宽度 13 mm。胆囊大小正常，壁厚 5 mm，毛糙，腔内透声可。脾脏于肋间厚 58 mm，长 192 mm，回声均匀。胰腺大小正常，内回声尚均，胰管未见扩张。双肾大小正常，皮、髓质界线清，集合系统未见扩张。腹盆腔可见无回声区，最深 27 mm。

门静脉超声：门静脉高压血流改变，门静脉附壁血栓，侧支循环建立。

【诊断】

肝硬化伴食管静脉曲张破裂出血、乙型肝炎肝硬化（失代偿期）、门静脉高压、中度贫血（失血性＋营养性）、反流性食管炎、便秘、低钾血症、胃溃疡。

【治疗经过】

手术名称：胃镜检查＋内镜下食管胃曲张静脉精准断流术。

麻醉方法：全凭静脉麻醉。

麻醉过程：患者入室查体，神志清醒，呼吸平稳，体温正常。监护示窦性心律，心率76次／分，血压130/71 mmHg，血氧饱和度99%。给予鼻导管吸氧，氧流量为3 L/min，开放静脉通路。全身麻醉给予丙泊酚1.5 mg/kg、舒芬太尼5 μg静脉注射。术中间断推注丙泊酚维持麻醉。手术历时15 min，麻醉20 min，术中出血量约5 mL，输注乳酸钠林格液200 mL。术中麻醉平稳，手术顺利，手术结束安返病房。

麻醉后随访及转归：手术后补血补液，纠正凝血、保肝。患者转归良好，未见手术及麻醉相关严重并发症。手术后第6日出院。

病例分析

【病例特点】

患者为中年男性，乙肝肝硬化1年，严重肝功能障碍，低蛋白血症，凝血功能障碍。

【麻醉分析及讨论】

1. 肝硬化患者内镜治疗现状

肝硬化是多种病因作用导致的弥漫性肝损伤，至失代偿期主要表现为肝功能损害和门静脉高压。食管胃底静脉曲张破裂出血是肝硬化失代偿期常见并发症之一，对患者最常见的治疗方式便是内镜结合药物治疗方案。内镜治疗的常用方法为内镜下套扎术、内镜下硬化剂注射术、组织胶注射等。其中内镜下食管胃静脉套扎术具有操作简单、安全性相对较高、止血迅速等优点，但二次出血风险较高。ESVD是通过内镜观察并寻找曲张静脉的来源血管，然后通过

笔记

注射硬化剂及组织胶等将来源血管阻断，达到止血的效果，治疗效果较好，二次出血率较低，是目前临床常用的治疗方式。但大部分患者对消化内镜操作怀有紧张、焦虑和恐惧的心理，检查过程中易发生咳嗽、恶心呕吐、心率增快、血压升高、心律失常等，甚至诱发心绞痛、心肌梗死、卒中或心搏骤停等严重并发症。少部分患者不能耐受和配合完成消化内镜操作，从而使内镜医师无法明确地诊治相关疾病。而这些治疗性内镜操作技术要求高、操作难度大且操作时间长，要求患者高度配合。患者感觉恶心、反复呕吐等不适使得胃肠道蠕动增加，操作者定位困难，从而延长操作时间，且增加手术风险。消化内镜下诊疗镇静和（或）麻醉的目的是消除或减轻患者的焦虑和不适，从而增强患者对于内镜操作的耐受性和满意度，最大限度地降低其在消化内镜操作过程中发生损伤和意外的风险，为消化内镜医师创造最佳的诊疗条件。

2. 肝硬化患者的病理生理特点

（1）呼吸系统：①肝性胸腔积液：其发生机制可能是腹压增高，膈肌腱索部变薄，形成胸腹间通道，由于胸腔负压，腹水由孔道进入胸腔。也可能与低蛋白血症引起胸膜毛细血管胶体渗透压降低、胸腔积液滤出增加有关。②肝肺综合征：肝肺综合征是进展性肝病、肺内血管扩张、低氧血症／肺泡 – 动脉氧梯度增加（＞ 20 mmHg）组成的三联征。肝脏对肺部扩血管活性物质灭活能力降低和肺部一氧化氮增多，引起肺血管阻力降低，出现肺内血管尤其是毛细血管扩张，使氧分子难以弥散到毛细血管中去，难以与血红蛋白氧合，引起低氧血症／肺泡 – 动脉氧梯度增加。

（2）血液系统：主要表现为贫血、凝血功能障碍和脾功能亢进。肝硬化致肝功能不全时，肝素灭活能力下降，血浆中肝素和类肝素抗凝物质增多，维生素 K 依赖凝血因子的前体不能变成有活性的凝血因子，使凝血因子合成减少；且因 DIC 和原发性纤溶等因素使凝血因子消耗增加；脾功能亢进引起血小板破坏增多，使血小板的数量减少且功能异常，结果导致 PT、APTT、TT 延长，FIB 下降。

（3）内分泌系统：主要表现为性激素紊乱，由于肝细胞功能衰竭及门体分流使主要在肝脏灭活的雌激素水平增高，在外周组织如皮肤、脂肪组织、肌肉中雄激素转换为雌激素的转换率增高，患者会出现肝掌、蜘蛛痣以及男性乳房发育。

（4）泌尿系统：肝肾综合征是严重肝病患者病程后期出现的功能性肾衰竭，肾脏无明显器质性病变，是以肾功能损伤、血流动力学改变和内源性血管活性物质明显异常为特征的一种综合征。一般认为此种肾衰竭在病理学方面无急性肾小管坏死或其他明显的形态学异常。发病机制为肝硬化患者内脏动脉扩张，造成有效血容量不足，反射性激活肾素－血管紧张素和交感系统产生肾内血管收缩，导致肝肾综合征。

（5）门静脉高压（portal hypertension，PH）：是指由各种原因导致的门静脉系统压力升高所引起的一组临床综合征。其基本病理生理特征是门静脉系统血流受阻和（或）血流量增加，门静脉及其属支血管内静脉压力升高并伴侧支循环形成。肝硬化时，由于肝纤维化和假小叶的形成，压迫肝内小静脉及肝窦，使血管扭曲、闭塞，肝内血液循环障碍和门静脉回流受阻是门静脉压升高最主要的原因。同时肝硬化时肝脏对去甲肾上腺素等物质清除能力降低以及交感神经兴奋，使心脏收缩增加，心输出量增加；又由于胰高血糖素和一氧化氮增加，其扩血管作用以及对缩血管物质 G 蛋白依赖的传导途径损害，造成了血管对缩血管物质的反应性降低，导致内脏小动脉扩张，形成肝硬化患者的内脏高动力循环。此时内脏血管充血，门静脉血流量增加，静脉压力持续升高，形成门静脉高压。其结果是侧支循环的形成：食管下段和胃底静脉曲张、腹壁静脉显露和曲张、直肠下端静脉丛曲张及严重腹水。

3. 重度肝功能障碍患者行无痛 ESVD 的麻醉注意事项

ESVD 因治疗效果好、二次出血率低，已成为预防和治疗食管胃底静脉曲张的重要方法。但 ESVD 术中可能出现的并发症亦不可忽视，术中大出血、异位栓塞、气道梗阻、心脑血管意外等的发生可能给患者造成不可逆转的损害。麻醉医生术中应密切关注患者生命体征及手术进展，对于术中并发症的发生要做到早预防、早诊断、早治疗。

麻醉方式的选择可根据患者全身状况、患者体位、内镜治疗时间、操作环境及术者熟练程度等因素综合考虑，可选择非插管全身麻醉、气管插管全身麻醉及清醒镇静。

麻醉药物的选择可根据患者病情应用经肝脏代谢较少的药物，尽量减少麻醉药物的种类和剂量。丙泊酚起效快、作用时间短，无蓄积，是内镜检查的一线用药；但其具有呼吸抑制作用，还可以抑制心肌、舒张血管，不可避免地引起血流动力学变化，术中应密切关注患者生命体征。有大量研究发现，尽管丙泊酚可引起循环波动，但内镜手术时间短，应用剂量少，不会对循环呼吸造成严重影响，可作为首选药。右美托咪定是一种高选择性 α_2 肾上腺素受体激动剂，具有抗交感、焦虑及镇静、镇痛的作用，与丙泊酚联合应用可产生协同作用，增强丙泊酚的作用效能，减少丙泊酚在麻醉过程中的用药剂量。依托咪酯是一种非巴比妥类短效静脉麻醉药，具有镇静、催眠的作用，起效快，苏醒迅速，对循环和呼吸影响较小。有

61

研究表明，与单纯应用丙泊酚相比，依托咪酯复合丙泊酚用于 ESVD 麻醉时，患者血流动力学更平稳，不良事件发生率更低，麻醉效果更佳。

合理的选择麻醉方法及药物、维持肝动脉血流动力学稳定，是避免加重肝功能损害、降低围手术期死亡率的关键。

病例点评

肝硬化的临床特征是肝细胞功能障碍、门静脉高压及其导致的多种并发症。重症肝硬化患者的麻醉应做好充分的术前准备，尽可能纠正内环境紊乱；术中减少不必要的用药，以减轻对肝脏的负担，选用对肝血流代谢影响小的麻醉药。术中尽量维持血流动力学平稳，减轻肝脏缺血再灌注损伤。保肝治疗应贯穿术前、术中及术后全过程。

【参考文献】

1. YU Y，QI S L，ZHANG Y. Role of combined propofol and sufentanil anesthesia in endoscopic injection sclerotherapy for esophageal varices. World J Gastroenterol，2017，23（44）：7875-7880.

2. 中华医学会肝病学分会. 肝硬化腹水及相关并发症的诊疗指南. 临床肝胆病杂志，2017，33（10）：1847-1863.

3. 郭波，汤伟. 异丙酚和依托咪酯复合瑞芬太尼对老年无痛胃镜患者的呼吸循环系统影响的比较. 重庆医学，2017，46（5）：628-631.

4. 汪姗，章蔚，柴小青，等. 依托咪酯复合丙泊酚在 ESVD 患者麻醉中的应用. 解放军预防医学杂志，2019，37（9）：150-151.

（刘亚东　赵丽琴　整理）

病例 9
艾滋病患者腹盆腔巨大脂肪肉瘤切除术的麻醉管理

病历摘要

【基本信息】

患者，男性，36 岁，身高 176 cm，体重 60 kg。

主诉：腹腔脂肪肉瘤术后 3 年半，发现复发 1 年。

现病史：患者 3 年半前体检发现腹腔巨大占位，24 cm×8 cm 大小，主要位于右上腹，自诉无明显不适。于当地医院行腹腔占位切除术，手术后病理提示脂肪肉瘤。手术后化疗 4 次，具体不详。定期门诊复查，1 年前体检发现肿瘤复发，主要位于右下腹部，直径 8 cm 左右，无不适。近 1 年肿瘤占位逐步增大，现约 25 cm×30 cm×6 cm，伴腹胀，无明显腹痛，无恶心呕吐，排气排便通畅，无其他不适。为进一步治疗收入我院。患者自发病以来，

63

进食、睡眠较差，大小便基本正常，体重减轻 15 kg。

既往史：HIV 抗体阳性病史 10 年，抗病毒治疗 6 年（具体方案不详）。发现肺结核 6 年，自诉已痊愈。否认高血压、冠心病、糖尿病病史，否认其他传染病病史。

个人史：否认吸烟、饮酒史。

【体格检查】

体温 36.3 ℃，脉搏 74 次 / 分，血压 125/80 mmHg，呼吸 18 次 / 分。神志清醒，精神正常，体形消瘦，慢性病容。双肺呼吸音清，未闻及干湿啰音。腹部膨隆，未见胃肠蠕动波，未见胃型，未见肠型，右上腹可见手术瘢痕，腹部柔软，下腹部可触及巨大占位，肠鸣音基本正常。

【辅助检查】

术前检验报告

血常规：RBC 3.58×10^{12}/L，Hb 82 g/L，HCT 27.1%，MCV 75.5 fL，MCH 22.9 pg，MCHC 303 g/L，PLT 403×10^9/L，PCT 0.36 μg/L；凝血功能：PT 14.6 s，PTA 64%，APTT 37.1 s，Fb 563 mg/dL，INR 1.35；肝功能：AST 54 U/L，ALB 33.6 g/L，GLO 41 g/L，A/G 0.8，CHE 1908 U/L；肾功能 + 电解质：正常；CRP 179.5 mg/L；HIV 病毒载量 59 copies/mL；辅助性 T 细胞亚群：T 淋巴细胞 787 个 /μL，T 淋巴细胞 / 淋巴细胞 75.65%，$CD8^+$T 淋巴细胞 / 淋巴细胞 44.67%，$CD4^+$T 淋巴细胞 / 淋巴细胞 28.18%，$CD4^+$T 淋巴细胞 293 个 /μL，$CD4^+$T 淋巴细胞 / $CD8^+$T 淋巴细胞 0.63；血气分析（FiO_2 29%）：PCO_2 25.2 mmHg，PO_2 131 mmHg，BE −8.5 mmol/L，SBC 17.4 mmol/L，HCO_3^- 14.9 mmol/L。

术前检查报告

胸部 CT：双上肺多发结节及斑片影，考虑为继发性肺结核；右肺中叶微结节灶，右肺尖钙化灶；双肺细支气管炎可能性大。

心电图：窦性心律，T 波异常。

心脏彩超：二尖瓣反流（轻度）、三尖瓣反流（轻度）。

腹部增强 CT：腹盆腔弥漫巨大占位病变，结合病史考虑脂肪肉瘤可能性大。肝内门静脉期多发低强化灶，性质待定，转移瘤不除外；肝实质动脉期不均匀强化，双侧输尿管未见造影剂充盈。

下肢血管彩超：双下肢动脉未见异常，双下肢深静脉未见血栓形成。

【诊断】

腹盆腔及腹膜后巨大脂肪肉瘤、腹腔脂肪肉瘤术后、陈旧性肺结核、HIV（＋）、中度贫血、低蛋白血症。

【治疗经过】

手术名称：腹盆腔及腹膜后脂肪肉瘤切除术＋腹腔热灌注化疗术＋右肾及右半结肠切除术。

麻醉方法：全凭静脉麻醉。

麻醉过程：患者入室后，常规监测生命体征，血压 110/60 mmHg，脉搏 98 次 / 分，呼吸 21 次 / 分，血氧饱和度 97%（FiO_2 21%），开放上肢外周静脉通路，1% 利多卡因局部麻醉后行左桡动脉穿刺置管。面罩吸氧，充分去氮给氧，给予咪达唑仑 2 mg、舒芬太尼 0.4 μg/kg、依托咪酯 2 mg/kg 和罗库溴铵 0.5 mg/kg，诱导后气管插管。超声引导下右颈内静脉置入双腔深静脉导管，放置体温探头，使用加温毯、暖风机等保温措施。术中动态监测血压、心电图、SpO_2、中心静脉压（central venous pressure，CVP）、呼气末二氧化碳分压、BIS、体温、尿量。麻醉维持：丙泊酚目标靶控输注（target controlled infusion，TCI）1.5 ～ 3.0 μg/mL 和瑞芬太尼 TCI 2.5 ～ 3.5 ng/mL，右美托咪定 0.4 μg/（kg·h），苯磺顺阿曲库铵 1.5 μg/（kg·min），SpO$_2$ 维持在 98% ～ 100%，呼气末二氧化碳分压维持在 35 ～ 40 mmHg，BIS 维持在 40 ～ 60，CVP 维持在 5 ～ 10 cmH$_2$O。术中见腹盆腔及腹膜后巨大占位，占满整个腹盆腔及腹膜后，40 cm×30 cm×15 cm 大小，与升结肠和右肾关系密切，分离困难，出血增多，血压由 102/60 mmHg 渐降至 72/43 mmHg，心率由 74 次/分增至 98 次/分，间断给予 20 μg 去氧肾上腺素，加快液体输注速度，并给予羟乙基淀粉 500 mL，及时应用血管活性药物（多巴胺、去甲肾上腺素）维持循环。将瘤体分离暴露于体外时，血压 88/54 mmHg，心率 98 次/分，出血约 800 mL，动脉血气分析示 Hb 7.2 g/L，HCT 28%，电解质大致正常。输注少白红细胞悬液 2 U，新鲜冰冻血浆 400 mL。瘤体切除后，出血约 1000 mL，尿量约 400 mL，此时给予平衡液 1000 mL，羟乙基淀粉 500 mL，少白红细胞悬液 2 U，新鲜冰冻血浆 400 mL。血压维持在 90/60 mmHg 左右，心率 90 次/分左右。手术开始 3 小时后，由于瘤体与升结肠和右肾关系密切，分离困难，向患者家属说明后家属同意手术切除，遂行右肾及右半结肠切除术、回结肠吻合术。操作结束后行腹腔热灌注治疗约 60 min，期间未见明显出血，血流动力学平稳。手术共持续 265 min，出血约 1200 mL，共输注平衡液 1500 mL，胶体液 1000 mL，红细胞悬液 4 U，新鲜冰冻血浆 400 mL，尿量共 800 mL。停用麻醉维持药物后 6 min 患者苏醒，意识清，自主呼吸良好，遂拔除气管导管，查动脉血气示 Hb 85 g/L，HCT 30.5%，余大致正常。观察 15 min 后，患者无不良反应，安全转运至麻醉恢复室。

麻醉后随访及转归：手术后 1 天复查肝功能，ALB 28.3 U/L，明显低蛋白血症，补充白蛋白 60 g 提高胶体渗透压。肌酐 110.5 μmol/L

（异常），尿量可，考虑与切除右肾有关，保持灌注，并给予补液、肠外营养等治疗，后肌酐逐渐恢复正常。

病例分析

【病例特点】

患者方面：中年男性，体形消瘦，有 HIV 感染及陈旧性肺结核病史，机体免疫力低下。肿瘤恶病质导致低血容量，中度贫血，低蛋白血症，抗应激能力差。

手术方面：二次手术，且瘤体巨大，与周围器官、组织毗邻关系密切，手术切口大，操作复杂，持续时间久，液体大量丢失，蛋白渗出，术中预计失血量大。

【麻醉分析及讨论】

黏液性脂肪肉瘤是艾滋病患者常见的一种恶性肿瘤，与其损伤机体细胞免疫功能有关。本例患者为腹盆腔巨大肿瘤患者，该病引起的病理生理变化有：①呼吸系统方面，巨大肿瘤可引起膈肌上抬、胸廓活动受限，使得胸廓容积明显缩小，常有不同程度的肺部受压，导致限制性肺功能损害。②循环系统方面，巨大肿瘤也可能压迫腹主动脉及下腔静脉，心脏受膈肌影响转位，从而使回心血量减少，心脏后负荷增加。③消化系统方面，巨大肿瘤压迫胃肠道时可致患者进食受影响，出现营养不良、身体消瘦，还可能继发贫血、低蛋白血症、水电解质代谢紊乱等。此外，巨大占位解除时腹内压骤然消失，静脉受压缓解，全身血液短时间内流向解除压力后扩张的腹腔及下肢扩大的血管床，导致有效循环血量骤然下降，可产生休克状态；另外，受压的肾脏或者消化道忽然解除压迫，可能出现缺血再灌注损伤。

麻醉前术前评估及准备：首先，巨大腹腔肿瘤会引起一系列的病理生理变化，术前应充分考虑各个器官功能的改变对麻醉的影响；其次，患者有 HIV 感染病史，机体抵抗力差，应激能力差，术前应继续抗 HIV 药物治疗，麻醉操作过程应尽量轻柔且需严格遵守无菌操作原则，围手术期应用抗生素，防止术后感染。

麻醉管理：巨大肿瘤长期压迫下腔静脉，从而逐步形成侧支循环，使硬膜外间隙血管丛扩张淤血，故硬膜外穿刺置管导致血管损伤及形成硬膜外血肿的风险增大。此外，腹膜后肿物基底大，创面深，血管丰富，邻近各种器官，应选择快诱导全身麻醉插管的麻醉方法。围手术期除常规监护外还应建立动脉血压监测，严密监测血流动力学变化，有条件者监测血气及内环境。此外要关注体温，患者肿瘤巨大，手术切口及腹腔创面大，术中易丢失温度，术前在准备好加温毯的同时，也应对液体及血制品进行加热输注，并及时调整室温，以防止患者术中体温过低。

综上，完善的术前评估及准备、正确的麻醉方式选择、严密的术中监测及液体管理、及时有效的对症处理，是艾滋病患者腹盆腔巨大脂肪肉瘤切除术麻醉安全的关键。

📋 病例点评

腹盆腔巨大脂肪肉瘤可引起呼吸、循环、消化等系统的一系列病理生理变化，此外，术中切除肿瘤后，腹内压骤然降低也可导致有效循环血量骤然下降，甚至出现休克状态。本例患者有 HIV 感染及陈旧性肺结核病史，机体免疫能力低下，抗应激能力差，且为二次手术治疗，手术风险更高。近年来围手术期低体温的预防越来越受到重视，对于此类患者体温的监测更有意义，值得临床推广。

【参考文献】

1. DE ALMEIDA E P M，DE ALMEIDA J P，LANDONI G，et al. Early mobilization programme improves functional capacity after major abdominal cancer surgery：a randomized controlled trial. Br J Anaesth，2017，119（5）：900-907.

2. STEIN P，KASERER A，SPRENGEL K，et al. Change of transfusion and treatment paradigm in major trauma patients. Anaesthesia，2017，72（11）：1317-1326.

3. 中华医学会感染病学分会艾滋病丙型肝炎学组，中国疾病预防控制中心. 中国艾滋病诊疗指南（2021 年版）. 协和医学杂志，2022，13（2）：203-226.

（董萍　蔡晓飞　整理）

病例 10
HIV 感染患者全髋关节置换术的麻醉管理

📋 **病历摘要**

【基本信息】

患者，男性，37 岁，身高 179 cm，体重 74 kg。

主诉：左髋疼痛 2 年，右髋疼痛 1 年半，逐渐加重、跛行 6 个月。

现病史：患者 2 年前无明显诱因出现左髋疼痛，行走时疼痛加重，休息后可缓解。1 年半前出现右髋关节行走后疼痛，就诊于当地医院，行保守治疗（具体不详），疼痛略缓解。近 6 个月，患者双髋关节疼痛逐渐加重，行走明显受限，为求进一步治疗就诊于我院。自发病以来，患者饮食、睡眠可，二便正常，体重无明显变化。

既往史：发现 HIV 抗体阳性 3 年，规律口服抗病毒药物治疗（具体方案及药物剂量不详）。重度骨质疏松病史 2 年。否认高血压、冠心病、糖尿病病史。对青霉素类药物过敏。

个人史：出生于原籍，无长期外地居住史。否认吸烟、饮酒史。

【体格检查】

体温 36.1 ℃，血压 110/80 mmHg，脉搏 70 次 / 分，呼吸 19 次 / 分。神志清楚，精神正常。双肺呼吸音清，心律齐，各瓣膜听诊区未闻及杂音。跛行，骨盆无压痛，挤压及分离试验阴性。双髋关节活动明显受限，双侧腹股沟压痛。

【辅助检查】

术前检验报告

血常规、肝功能、凝血组合：未见异常；电解质 + 肾功能：URCA 498 μmol/L；HIV 病毒载量：未检测到；辅助性 T 细胞亚群：CD8$^+$ T 淋巴细胞 / 淋巴细胞 42.47%，CD4$^+$ T 淋巴细胞 / 淋巴细胞 19.68%，CD4$^+$ T 淋巴细胞 393 个 /μL，CD4$^+$ T 淋巴细胞 /CD8$^+$ T 淋巴细胞 0.46。

术前检查报告

胸片：双肺间质病变，请结合临床。

心电图：窦性心律，大致正常心电图。

下肢血管彩超：双下肢动脉未见异常，双下肢深静脉未见血栓形成。

【诊断】

双侧股骨头坏死、HIV 感染、重度骨质疏松。

【治疗经过】

手术名称：全髋关节置换术。

麻醉方法：腰硬联合麻醉。

麻醉过程：患者入室后常规监测生命体征，面罩吸氧，开放外周静脉通路，于右侧卧位下选择 L$_{3\sim4}$ 间隙行腰硬联合穿刺，蛛网膜下腔给予 0.5% 盐酸罗哌卡因 3 mL（重比重），向头侧硬膜外置管 3 cm，固定。10 分钟后，患者麻醉平面固定于 T_8，麻醉效果良好，无不良反应。给予右美托咪定注射液 0.5 μg/（kg·h）剂量静脉泵注，每 40 分钟～ 1 小时于硬膜外导管追加 2% 盐酸利多卡因。术前 30 分钟及术后 3 小时静脉滴注氨甲环酸。手术过程顺利，术中失血 200 mL，患者术中未诉不适，麻醉效果满意，手术结束后实施常规静脉自控镇痛，给予拉氧头孢钠注射液预防感染。

麻醉后随访及转归：患者手术后伤口有轻度疼痛，NRS 评分为 3 ～ 4 分，未见麻醉相关并发症，于手术后第 10 天出院。

病例分析

【病例特点】

患者为青年男性，发现 HIV 抗体阳性 3 年，现口服抗逆转录病毒药物规律治疗，$CD4^+T$ 淋巴细胞减少，HIV 病毒载量未检测到，机体免疫力欠佳，实验室检查显示凝血机制正常。无中枢神经及其他重要脏器受累。ASA 分级 Ⅱ 级。

【麻醉分析及讨论】

相较于普通人群，HIV 患者由于其本身病毒的影响，加之抗病毒药物的作用，股骨头坏死非常常见，发病率为 0.4% ～ 4.4%，且发病年龄显著低于未感染 HIV 的患者。但截至目前，关于股骨头坏死的具体病因尚未形成共识。人工全髋关节置换术是目前股骨头坏死的有效治疗手段。

对于 HIV 感染患者，麻醉方式的选择最终由患者本身的疾病和手术方式决定。适宜的麻醉方式可减轻患者的应激反应，提高患者围手术期的安全性。

就本病例中的患者而言，全身麻醉常用的药物如阿片类、苯二氮䓬类可与抗病毒药物中的蛋白酶抑制剂相互作用，且全身麻醉对免疫系统抑制作用较强，手术后镇痛不满意，手术后恢复时间长，不利于患者功能锻炼。相较于全身麻醉，腰硬联合麻醉具有起效迅速、镇痛效果好、运动神经阻滞完善、麻醉平面易于控制等优点，且对免疫功能抑制作用较轻，安全性更高。同时也可经硬膜外导管间断给药以满足长时间手术的需要，故具有明显的优势。目前建议椎管内麻醉禁用于晚期疾病或有神经系统症状的患者。该患者未发生 HIV 相关性神经病变、颅内压增高及中枢神经系统感染等疾病，且凝血功能正常，因此不存在椎管内麻醉的禁忌证。

HIV 感染患者相较于普通患者更容易出现紧张、焦虑的情绪，右美托咪定作为选择性 α_2 肾上腺素受体激动剂，具有镇静、抗焦虑作用，且安全性较高，可有效缓解患者的焦虑情绪，更好地配合完成手术。全髋关节置换术创伤大、出血多，术中应注意维持血流动力学稳定，密切监测患者的生命体征变化，一旦发生骨水泥反应，及时发现并积极处理。髋关节置换术无菌要求极高，尤其对合并 HIV 感染的患者来说，感染并发症是"致命性"的，因此，除手术过程中严格无菌操作以外，手术后同样需要加用抗生素预防感染，这对于此类患者的预后尤为重要。

HIV 感染患者主要表现为 CD4[+]T 淋巴细胞数量不断减少，手术患者 CD4[+]T 淋巴细胞计数的多少对预后有不同影响：＞350 个 /μL 时，其手术后感染发生率与普通患者相似；＜200 个 /μL 则很容易造成机会性感染，出现吸收和代谢障碍、营养不良等，而免疫力低下引起的机会性感染又是 HIV 感染患者死亡的主要原因。因此，围手术期即刻开始抗逆转录病毒药物治疗、全面系统的检查并积极治疗或控制合并症、改善营养状况、提高患者的免疫力、减少患者机会性感染等措施的应用，可有效降低此类患者手术后并发症的发生率，缩短患者的住院时间，同时减轻患者的住院负担。

病例点评

HIV 感染已被确定为股骨头坏死的潜在危险因素，晚期股骨头坏死最终的治疗方案就是人工全髋关节置换术。麻醉方式的选择对于患者的术中安全及预后也至关重要。椎管内麻醉前应尽可能全面了解患者有无神经系统症状，并完善相关系统检查排除椎管内麻醉的禁忌证，从而避免发生麻醉相关并发症。术前除关注患者 CD4$^+$ T 淋巴细胞计数外，病毒载量同样不可忽视。病毒抑制较差的患者有手术治疗失败的可能，如择期手术，应重新评估手术风险，若病情允许，可先转至传染病相关科室行抗病毒治疗。

【参考文献】

1. 张雨书，应礼，黄玉惠，等 . HIV 感染手术患者不同麻醉方式的并发症影响分析 . 中华医院感染学杂志，2015，25（2）：424-426.

2. 李胜涛，张强 . 人类免疫缺陷病毒阳性患者股骨头坏死全髋关节置换术后并发症研究进展 . 中华骨与关节外科杂志，2022，15（4）：302-306.

3. MA R, HE J, XU B, et al. Nomogram prediction of surgical site infection of HIV-infected patients following orthopedic surgery: a retrospective study. BMC Infect Dis, 2020, 20（1）：896.

4. DIMITRIOU D, RAMOKGOPA M, PIETRZAK J R T, et al. Human immunodeficiency virus infection and hip and knee arthroplasty. JBJS Rev, 2017, 5（9）：e8.

（张爱　牛少宁　整理）

病例 11
艾滋病合并肺结核患者的全身麻醉管理

病历摘要

【基本信息】

患者，男性，24 岁，身高 178 cm，体重 56 kg。

主诉：尿频、尿急、尿痛 5 天，加重伴尿中带血块 1 天。

现病史：患者 5 天前无明显诱因出现尿频、尿急、尿痛，为刺痛，夜尿次数增多，为 4～5 次，尿量减少，未治疗，症状持续未缓解。1 天前上述症状加重，伴尿中带血块，无发热、腰痛、脓尿、尿道口分泌物。现为求进一步诊治就诊于我院。患者自发病以来，饮食、睡眠一般，小便频数，大便正常，体重无明显变化。

既往史：平素身体状况一般，发现 HIV 抗体阳性 2 个月，间断服用阿巴卡韦、拉米夫定、多替拉韦钠抗病毒治疗 1 月余（具体剂

笔记

量不详）；发现肺结核 2 个月，规律口服异烟肼、利福平、吡嗪酰胺、乙胺丁醇抗结核治疗（具体剂量不详），自诉咳嗽、盗汗症状较前好转。否认高血压、冠心病、糖尿病病史。否认食物、药物过敏史，否认手术、外伤史。

个人史：出生于原籍，无长期外地居住史。否认吸烟、饮酒史。

【体格检查】

体温 36.8 ℃，血压 122/78 mmHg，脉搏 100 次 / 分，呼吸 21 次 / 分。神志清楚，精神正常，体形消瘦，贫血貌。双肺呼吸音粗，未闻及干湿啰音及胸膜摩擦音。心律齐，各瓣膜听诊区未闻及杂音。腹部柔软，全腹无压痛及反跳痛，双侧输尿管走行区无压痛，膀胱区压痛（＋），肛门、外生殖器未见异常。

【辅助检查】

术前检验报告

血常规：WBC 2.84×10^9/L，LY% 15.50%，LY# 0.44×10^9/L，RBC 2.98×10^{12}/L，Hb 87 g/L，HCT 26.5%；肝功能：ALB 31.7 g/L；凝血组合：APTT 39.3 s；电解质 + 肾功能：URCA 627.0 μmol/L；尿常规：未见异常；HIV 病毒载量：1 597 730 copies/mL；T 细胞、B 细胞、NK 细胞计数：T 淋巴细胞 360 个 /μL，CD8$^+$T 淋巴细胞 /淋巴细胞 63.40%，CD4$^+$T 淋巴细胞 / 淋巴细胞 0.60%，CD4$^+$T 淋巴细胞 3 个 /μL，CD4$^+$T 淋巴细胞 /CD8$^+$T 淋巴细胞 0.01；血气分析：Hb 99 g/L，HCT 30.00%，余正常。

术前检查报告

胸部 CT 平扫：双肺继发肺结核，左上肺病变为主，伴空洞形成。

心电图：窦性心动过速，心率 103 次 / 分。

超声心动图：二尖瓣少量反流，左室射血分数 63%。

泌尿系 CT 平扫＋增强：膀胱壁不均匀增厚，伴右输尿管下段节段性扩张，考虑炎性病变可能。

【诊断】

膀胱炎、膀胱出血、艾滋病、肺结核、中度贫血。

【治疗经过】

术前治疗：①低嘌呤饮食；②继续服用抗病毒药物、抗结核药物至手术当天；③给予叶酸、琥珀酸亚铁片补充造血原料。

手术名称：膀胱镜检查。

麻醉方法：全凭静脉麻醉。

麻醉过程：患者入室后常规监测生命体征，面罩吸氧，开放外周静脉通路，给予托烷司琼 5 mg 静脉滴注。麻醉诱导：丙泊酚 1.0 mg/kg、舒芬太尼 0.2 μg/kg 静脉注射。术中密切关注患者生命体征，若患者出现体动反应，则追加丙泊酚 1.0 mg/kg。患者术中生命体征平稳，全程自主呼吸。手术过程顺利，手术时长 20 min，输注晶体液 500 mL，术中无出血，手术结束 2 min 患者反射恢复，观察 5 min 无不良反应后，安返病房。

麻醉后随访及转归：手术后 2 天患者未诉不适，未见麻醉相关并发症，并于手术后第 3 天出院。

病例分析

【病例特点】

患者为青年男性，体形消瘦，贫血貌。发现 HIV 抗体阳性 2 个月，现间断口服抗逆转录病毒药物治疗；发现肺结核 2 个月，现规律抗结核治疗。CD4+ T 淋巴细胞计数明显减少，HIV 病毒载量高，机体免疫力差。APTT 时间延长，中度贫血，血气分析大致正常。ASA 分级 Ⅱ 级。

【麻醉分析及讨论】

结核分枝杆菌感染已成为艾滋病患者机会性感染和死亡的主要原因之一。HIV 感染合并肺结核患者在临床上的首发症状以长期低热、咳嗽为主，其次还可表现为盗汗、咯血、气促等，且发病多处于艾滋病期。与单纯肺结核患者相比，HIV 感染合并肺结核患者在临床症状上表现更为严重。影像学多有活动性感染灶，表现为肺部斑点状、斑片状、粟粒状、空洞样及干酪样阴影等。该类患者的临床表现还可因 $CD4^+T$ 淋巴细胞计数的高低而有所不同，计数较高的患者临床表现与普通结核病患者类似，计数较低的患者则通常表现为肺外结核病或播散性结核病，且 $CD4^+T$ 淋巴细胞计数低可能提示抗病毒及抗结核治疗预后不良。

术前准备：除常规术前准备外，还应注意以下几点。①择期手术尽量先进行抗结核治疗，避免在结核活动期进行手术，以防病灶扩散；②了解患者抗病毒及抗结核治疗方案，重点关注该方案可能造成的重要脏器功能损伤情况；③由于患者长期服用抗结核药物，注意肝功能的损害程度，若为择期手术可术前进行保肝治疗，使患者达到最佳的手术状态；④HIV 及结核分枝杆菌感染均可损伤患者的血液系统，从而引起贫血，因此术前注意患者的血红蛋白水平，及时纠正贫血；⑤飞沫传播是肺结核最重要的传播途径，故术前访视时尽量佩戴 N95 口罩、一次性手术帽及手套；⑥抗病毒及抗结核药物服用至手术当天，手术结束后尽早恢复用药；⑦在满足手术的同时，尽量选择对机体影响小的麻醉方式，从而避免加重患者免疫抑制，增加机会性感染，如需要采用椎管内麻醉，一定要排除脊柱结核；⑧选择负压手术间或将此类患者安排在当日该手术间的最后一台。

术中管理：①尽量使用一次性麻醉物品。②如麻醉方式为气管插管全身麻醉，注意在麻醉机与螺纹管连接处和（或）螺纹管与气管插管连接处安装过滤器。③全身麻醉诱导时尽量平稳，避免患者发生呛咳，插管和拔管时麻醉医生佩戴好防护口罩和护目镜，以免因患者呛咳导致细菌随飞沫吸入呼吸道造成感染。④注意麻醉药物与正在使用的抗肺结核及抗病毒药物有否协同作用。如使用链霉素的患者，全身麻醉时肌松剂作用时间延长；异烟肼为肝药酶抑制剂，具有肝毒性，故服用异烟肼抗结核治疗的患者，麻醉时可使阿芬太尼作用时间延长，且吸入麻醉药能增强异烟肼对肝脏的毒性作用，故全身麻醉多采用全凭静脉麻醉方式；利福平会加速阿片类药物的代谢，故术中及术后需要加大阿片类药物剂量才能达到镇痛要求。⑤术中低体温可导致许多并发症的发生，在该类患者中表现尤为明显，如药物代谢减慢、麻醉苏醒延迟、凝血障碍、手术后渗血量增多、伤口愈合时间延长、感染增加等，使预后不良，因此术中一定要注意监测体温，增加保温措施。⑥加强个人防护，手术后做好手术间的消毒灭菌工作，避免医务人员感染。

📋 病例点评

与单纯肺结核患者相比，艾滋病合并肺结核患者在临床症状上表现更为严重，患者发热、咯血等症状加重，CD4$^+$T 细胞数量降低，肺部病变加重，且机体免疫功能更低，多存在蛋白质 - 能量营养不良。因此，要完善术前检查，评估患者心肺功能及预后，做好术前

笔记

准备，根据术前风险评估制定相应的麻醉应急预案。术中注意抗结核药物、抗病毒药物与麻醉药物的相互作用，合理选择麻醉药物和麻醉方式。

【参考文献】

1. 王爱彬，杨思园，蒋荣猛，等. 结核感染 T 淋巴细胞斑点试验检测艾滋病合并结核病患者的敏感度及影响因素. 中华传染病杂志，2016，34（11）：660-664.

2. HAMADA Y，GETAHUN H，TADESSE B T，et al. HIV-associated tuberculosis. Int J STD AIDS，2021，32（9）：780-790.

3. 中华医学会感染病学分会艾滋病丙型肝炎学组，中国疾病预防控制中心. 中国艾滋病诊疗指南（2021 年版）. 协和医学杂志，2022，13（2）：203-226.

4. 舒远路，杨翠先，张米，等. HIV/AIDS-TB 患者抗结核药物治疗强化期红细胞系的变化. 中国感染控制杂志，2019，18（5）：396-402.

5. 周红，王文平，杨凤. HIV 感染合并肺结核患者的临床特征和生存时间观察及其死亡影响因素分析. 解放军医药杂志，2018，30（6）：38-41.

6. 李榜龙，刘意心，李小玉，等. 艾滋病合并肺结核患者外周血中 Th17/Treg、CD4[+]T 细胞水平的临床意义及对预后的影响. 中国皮肤性病学杂志，2022，36（7）：791-796，823.

7. 中华医学会，中华医学会临床药学分会，中华医学会杂志社，等. 肺结核基层合理用药指南. 中华全科医师杂志，2020，19（10）：891-899.

（张爱　牛少宁　整理）

病例 12
艾滋病患者脑部淋巴瘤行颅内顶叶占位性病变切除术的麻醉管理

病历摘要

【基本信息】

患者，男性，33 岁，身高 172 cm，体重 70 kg。

主诉：HIV 抗体阳性 1 月余，间断抽搐 27 天，意识障碍 20 天。

现病史：患者 1 个月前因反复发热、咳嗽就诊于当地医院时，发现 HIV 抗体阳性，CD4$^+$T 淋巴细胞 36 个 /μL，诊断为艾滋病、肺部感染，予抗感染治疗（具体治疗不详），半个月前当地医院开始予艾博韦泰、多替拉韦钠抗病毒治疗。27 天前住院期间患者无明显原因出现抽搐，伴意识模糊，经治疗（具体治疗不详）后抽搐停止，意识转清。此后多次间断发作抽搐，查头部 CT 提示左侧额顶叶及右侧基底节区低密度影。20 天前患者出现昏迷，呼之不应，不能言语，复查头部 CT 提示病灶较前增大。为进一步诊治，收入我院。

既往史：平素健康状况良好，否认高血压、冠心病、糖尿病病史，否认其他传染病病史。

个人史：否认吸烟、饮酒史。

【体格检查】

体温 38.7 ℃，脉搏 94 次 / 分，血压 152/92 mmHg，呼吸 26 次 / 分。神志昏迷，精神萎靡，Glasgow 评分 9 分。双侧瞳孔等大等圆，对光反射迟钝。不能自主伸舌，颈抵抗，约颌下 4 指。双肺痰鸣音，双下肺湿啰音，未闻及干啰音及胸膜摩擦音。四肢肌力不能检测，肌张力正常。

【辅助检查】

术前检验报告

血常规：WBC 2.88×10^9/L，LY% 19.8%，LY# 0.57×10^9/L，RBC 3.33×10^{12}/L，Hb 113 g/L；凝血功能：Fb 421 mg/dL，FDP 10.88 μg/mL，D-D 5.57 mg/L；肝功能：ALB 32.3 g/L，A/G 0.9；肾功能 + 电解质：正常；心肌酶谱：LDH 466 U/L，CK-MB 34.3 U/L，CRP 40.4 mg/L；HIV 病毒载量：1903 copies/mL；辅助性 T 细胞亚群：CD8[+] T 淋巴细胞 / 淋巴细胞 67.11%，CD4[+] T 淋巴细胞 / 淋巴细胞 2.59%，CD4[+] T 淋巴细胞 12 个 /μL，CD4[+] T 淋巴细胞 /CD8[+] T 淋巴细胞 0.04。

术前检查报告

胸部 CT：右肺叶、段支气管多发痰栓可能性大，远端阻塞性肺炎，右肺下叶阻塞性肺不张；双肺多发炎症，左肺下叶炎性实变，双侧胸腔少量积液可能性大。

心电图：窦性心律，大致正常心电图。

超声心动图：三尖瓣反流（轻度）。

下肢血管彩超：双下肢动脉未见异常，双下肢深静脉未见血栓形成。

【诊断】

颅内多发占位性病变（左侧额叶、右侧基底节区、颞叶）淋巴瘤可能、艾滋病、肺部细菌感染、轻度贫血、白细胞减少症、低蛋白血症、症状性癫痫。

【治疗经过】

手术名称：左额顶入路颅内占位切除术。

麻醉方法：全凭静脉麻醉。

麻醉经过：入室后给予面罩吸氧，监测血压、心率、心电图、脉搏血氧饱和度。开放外周静脉通路，1% 利多卡因局麻下行左桡动脉穿刺置管，行动脉血气分析：PO_2 88 mmHg，PCO_2 45 mmHg，Hb 110 g/L，HCT 35%。充分给氧去氮后，给予咪达唑仑 1 mg、舒芬太尼 20 μg、依托咪酯 10 mg、丙泊酚 60 mg、注射用苯磺顺阿曲库铵 10 mg 麻醉诱导，充分吸痰后行气管插管，容量控制通气（volume controlled ventilation，VCV），全身麻醉维持吸入氧气（FiO_2 60%），VT 450 mL，RR 12 次 / 分，I ∶ E=1 ∶ 2，呼气末正压 5 mmHg。超声引导下行右颈内静脉穿刺置管，监测中心静脉压。麻醉维持用药为丙泊酚和瑞芬太尼持续泵注，间断给予注射用苯磺顺阿曲库铵 2 mg，BIS 维持在 40 ～ 60。

术中使用加温毯及暖风机等保温措施，但应避免温度过高。适时监测血气分析，并根据血气分析结果调整呼吸机参数。维持呼气末二氧化碳分压在 35 ～ 45 mmHg。手术进行 2 小时，患者突发气道压升高，气道峰压 45 cmH₂O，气道平台压 38 cmH₂O，手控呼吸后未好转，听诊双肺呼吸音减弱，双肺痰鸣音，右下肺湿啰音。地塞米松 10 mg 入壶，纤维支气管镜观察，导管末端痰栓约 1.5 cm，有孔隙。立即给予吸痰处理，可见黄色黏稠痰液，开启麻醉机湿化装置，并进行肺复张操作，操作时密切关注患者血流动力学情况。操作后患者 SpO_2 恢复，血气分析：pH 7.33，PO_2 82 mmHg，PCO_2 40 mmHg，Na^+ 142 mmol/L，K^+ 3.5 mmol/L，Ca^{2+} 1.34 mmol/L，Glu 6.8 mmol/L，Lac 1.8 mmol/L，HCT 35%，HCO_3^- 25.0 mmol/L，BE –3 mmol/L，Hb 106 g/L，SaO_2 98%，Cl^- 108 mmol/L。手术顺利，手术结束在较深麻醉状态下吸痰，停药 10 min 后自主呼吸恢复，拔管顺利，血流动力学平稳，手术室观察 5 min 后入麻醉恢复室。手术共持续 285 min，输注平衡液 2500 mL，抗生素盐水 100 mL，胶体液 500 mg，甘露醇 250 mL。出血量 500 mL，尿量 450 mL。

麻醉后随访及转归：患者手术后生命体征平稳，未吸氧状态下血气分析大致正常，继续抗生素治疗，布地奈德、特布他林雾化吸入，吸痰拍背。1 周后患者痰鸣音、湿啰音明显改善。

病例分析

【病例特点】

患者为青年男性，HIV 感染时间未知且未规律治疗，目前 HIV 病毒载量高，$CD4^+$ T 淋巴细胞明显降低，并伴有艾滋病相关淋巴瘤，属于终末期状态，机体免疫能力极低。患者双肺多发炎症，考虑低免疫力导致肺部细菌感染，且目前意识差，排痰困难引起阻塞性肺炎及肺不张。

【麻醉分析及讨论】

HIV 感染会损伤机体细胞免疫功能，进而容易诱发肿瘤。随着

HIV 感染者生存期的逐渐延长，恶性肿瘤的发病率和死亡率也越来越高。非霍奇金淋巴瘤主要见于晚期 HIV 感染者，通常 $CD4^+$ T 淋巴细胞计数 < 100 个 /μL。低 $CD4^+$ T 淋巴细胞计数、高 HIV 病毒载量是发生非霍奇金淋巴瘤的重要危险因素。HIV 感染患者常常会并发肺部细菌感染。有研究报道，HIV 血清阳性者细菌性肺炎的年发病率为 5.5% ~ 29%，而 HIV 血清阴性者为 0.7% ~ 10%。虽然细菌性肺炎在 HIV 感染的整个病程中都可以发生，但更常发生于重度免疫抑制的个体。CD4 细胞计数与细菌性肺炎的发病率有直接关联：在 $CD4^+$ T 淋巴细胞计数大于 500 个 /μL、200 ~ 500 个 /μL 和小于 200 个 /μL 的患者中，细菌性肺炎的年发生率分别为 4.9%、8.7% 和 17.9%。在 HIV 血清阳性患者中，细菌性肺炎的临床表现类似于非 HIV 感染者。大多数患者会出现发热、寒战、咳嗽、咳痰、呼吸困难和胸膜炎性胸痛。患者的白细胞计数通常升高，重度免疫抑制患者除外。HIV 感染者发生细菌性肺炎会导致肺功能永久性下降。本例患者 $CD4^+$ T 淋巴细胞 < 100 个 /μL，且病毒载量高，机体免疫能力极低，为罹患 HIV 感染相关淋巴瘤及肺部细菌感染疾病的高危因素。

　　麻醉前评估：HIV 除了攻击人体免疫系统外，病毒本身及抗逆转录病毒药物的副作用均可累及多个器官，因此，在术前访视 HIV 感染者时需详细了解病史，并根据体格检查、辅助检查结果等对患者进行综合术前评估，明确患者呼吸、循环、消化及内分泌情况，制定个体化麻醉措施。许多研究显示，HIV 感染患者手术后并发症的发病率及死亡率均高于未感染人群，尤其是合并艾滋病相关并发症或 $CD4^+$ T 淋巴细胞计数较低的患者。本例患者 $CD4^+$ T 淋巴细胞 12 个 /μL，病毒载量 1903 copies/mL，且合并颅内肿瘤及肺部细菌感染，为 HIV 感染终末期，建议术前继续抗逆转录病毒治疗，同时明确细菌感染类型给予抗生素治疗。患者目前处于昏迷状态，自主排痰困难，嘱布地奈德雾化吸入、适当吸痰，以及应用翻身、拍背等其他排痰措施。

麻醉管理：为了更好地管理气道，本例患者麻醉方式首选全身麻醉气管插管。入室后应先吸氧，保证足够的预充氧为气管插管做准备。由于患者为恶病质患者，且身体虚弱，白蛋白偏低，全身麻醉诱导药物需适量减少，诱导过程力求敏捷平稳，防止高碳酸血症和低氧血症。由于患者术前处于昏迷状态，排痰困难，诱导后需先进行充分的吸痰处理，再进行气管插管。气管插管时动作需轻柔，将心血管反应降低到最低程度。为实时监测血压及评估术中可能出现的低血氧及二氧化碳潴留情况，需行桡动脉穿刺置管，并将压力换能器放置在乳突水平以反映脑循环情况。术中按需监测血气分析。术中呼吸管理方面：避免发生呼吸道梗阻、CO_2 蓄积和低氧血症。维持足够的麻醉深度，避免发生呛咳和支气管痉挛。轻度过度通气，维持 $PaCO_2$ 在 30 ～ 35 mmHg，此时降低颅内压最明显，而低于 25 mmHg 有可能导致脑缺氧。本例患者手术开始 2 小时左右突发气道压升高，并伴有脉搏血氧饱和度降低，听诊双肺呼吸音减弱，双肺痰鸣音，右下肺湿啰音。考虑气管导管被痰栓堵塞导致通气障碍，纤维支气管镜观察，导管末端痰栓约 1.5 cm，有孔隙。吸痰可见黄色黏稠痰液，开启麻醉机湿化装置，并进行肺复张操作，由于患者术前呈虚弱状态，肺复张时需密切关注患者血流动力学变化，及时处理低血压等不良反应。

病例点评

　　HIV 感染患者，由于 CD4$^+$T 淋巴细胞计数不断下降，造成机体细胞免疫功能受损，易发生机会性感染和恶性肿瘤。本例患者 CD4$^+$T 淋巴细胞极低，病毒载量高，合并颅内肿瘤及肺部细菌感染，为 HIV 感染终末期。对于终末期艾滋病患者，麻醉的首要原则是保证患者围手术期安全，减少感染的发生，所以术前麻醉风险评估及术中不同的麻醉管理方式都可能对患者的预后产生不同的影响。

【参考文献】

1. 张仁芳，沈杨，卢洪洲，等 . AIDS 相关性淋巴瘤诊治专家共识 . 中国艾滋病性病，2017，23（8）：678-682.

2. 陈凤欣，梁庭毓，赵红心，等 . 62 例行神经外科手术治疗的获得性免疫缺陷综合征合并中枢神经系统感染者的临床特点 . 中华实验和临床感染病杂志（电子版），2020，14（4）：345-347.

3. LAMAS C C，COELHO L E，GRINSZTEJN B J，et al. Community-acquired lower respiratory tract infections in HIV-infected patients on antiretroviral therapy：predictors in a contemporary cohort study. Infection，2017，45（6）：801-809.

（董萍　蔡晓飞　整理）

病例 13
艾滋病合并肝功能异常患者的围手术期管理

【基本信息】

患者，女性，58岁，身高158 cm，体重44.7 kg。

主诉：头痛、记忆下降2个月，步态不稳10天。

现病史：患者2个月前无明显诱因出现头痛，记忆力减退；1个月来食欲减退，伴恶心呕吐；步态不稳10天，加重2天。行头颅增强MRI检查，提示胼胝体压部及顶枕部占位，淋巴瘤可能性大。自发病以来，患者食欲减退，睡眠时间延长，大便次数增多，体重下降5 kg。

既往史：平素健康状况良好，自诉"20余年前异体输血后发现HIV抗体阳性"，规律抗病毒治疗，现口服洛匹那韦利托那韦片（每片含洛匹那韦200 mg和利托那韦50 mg）每日2次、富马酸替诺福韦二吡呋酯片 0.3 g 每日 1 次及拉米夫定片 0.3 g 每日 1 次。30 年前曾患乙型病毒性肝炎，自诉已治愈。否认高血压、冠心病、糖尿病病史。

个人史：出生于原籍，无长期外地居住史。否认吸烟、饮酒史。

【体格检查】

体温 36.5 ℃，血压 120/88 mmHg，脉搏 96 次 / 分，呼吸 20 次 / 分。神志清楚，语言欠流利，记忆力减退，定向力障碍，精神不振，查体欠合作，额纹对称，双眼视力未见明显异常，右眼额侧、左眼鼻侧及颞侧视野缺损，双侧瞳孔等大正圆，直径 2 mm，对光反应灵敏，眼球运动正常，面纹对称，伸舌居中，颈软无抵抗。双肺呼吸音粗，未闻及干湿啰音，心律齐，各瓣膜听诊区未闻及病理性杂音。双上肢肌力 5 级，双下肢肌力 4⁻ 级，肌张力未见明显异常，感觉对称无异常，指鼻试验及跟膝胫试验欠稳准。生理反射存在，双侧 Babinski 征阳性。

【辅助检查】

术前检验报告

血常规：NE% 47.20%；肝功能：ALT 96.1 U/L，AST 66.0 U/L，TBIL 33.9 μmol/L，DBIL 23.9 μmol/L，ALB 39 g/L，CHE 2813 U/L；HIV 病毒载量：未检测到；辅助性 T 细胞亚群：$CD8^+T$ 淋巴细胞 / 淋巴细胞 35.75%；其他实验室检查大致正常。

术前检查报告

胸部 CT 平扫：两肺散在多发微结节，右中叶钙化灶，右侧胸腔积液，双肺下叶肺膨胀不全。

心电图：窦性心动过速，106 次 / 分。

超声心动图：二尖瓣反流（轻度），左室射血分数 65%。

下肢血管彩超：双下肢动静脉未见明显异常。

【诊断】

颅内占位性病变（胼胝体压部及双侧顶枕）淋巴瘤可能性大、艾滋病、慢性乙型病毒性肝炎、肝功能异常、骨质疏松、自身免疫性肝病。

【治疗经过】

手术名称：导航下颅内病变穿刺活检术。

麻醉方法：静吸复合麻醉。

麻醉过程：患者入室后，常规吸氧，监测生命体征，血压 140/70 mmHg，脉搏 106 次 / 分，呼吸 21 次 / 分，血氧饱和度 97%（吸空气），开放上肢外周静脉通路，局麻下行左桡动脉穿刺置管，监测动脉血压（arterial blood pressure，ABP），同时行动脉血气分析（PO_2 81 mmHg，SaO_2 96%，余正常）。全身麻醉给予丙泊酚 1.5 mg/kg、舒芬太尼 0.3 μg/kg、苯磺顺阿曲库铵 0.15 mg/kg，快速诱导，经口明视插入 ID 7.0 号加强型气管导管，置入深度距门齿 21 cm，VCV：VT 300 mL，RR 12 次 / 分，I：E=1：1.5，呼气末二氧化碳分压（$P_{ET}CO_2$）35 ～ 45 mmHg。麻醉维持给予七氟烷 0.5% 持续吸入、丙泊酚 2 ～ 4 mg/（kg·h）、瑞芬太尼 0.1 μg/（kg·min）、苯磺顺阿曲库铵 1.5 μg/（kg·min），维持 BIS 在 40 ～ 60，维持适宜的麻醉深度。患者术中生命体征平稳，动脉血压维持在（120 ～ 142）/（65 ～ 78）mmHg，心率 90 ～ 102 次 / 分，血氧饱和度 100%。手术顺利，手术时长 45 分钟。手术结束后 10 分钟，患者睁眼，呼之能应，自主呼吸恢复，常规吸痰后拔除气管导管，血氧饱和度 96% ～ 98%（吸空气），观察 5 分钟后，患者无不良反应，安全转运至麻醉恢复室。

病例分析

【病例特点】

患者为中年女性，身材消瘦，一般状况差。HBV 感染 30 余年；发现 HIV 抗体阳性 20 余年，规律口服抗病毒药物治疗。实验室检查显示 $CD4^+$ T 淋巴细胞正常，$CD8^+$ T 淋巴细胞/淋巴细胞比例升高，HIV 病毒载量未检测到，肝功能异常（ALT、AST 升高）。患者目前机体免疫力较差，HIV 感染累及中枢神经系统，并伴有相应的临床表现。ASA 分级Ⅲ级。

【麻醉分析及讨论】

由于 HIV 本身及应用抗逆转录病毒药物等因素的影响，艾滋病/HIV 感染患者肝功能异常较为常见，加之艾滋病/HIV 感染患者本身免疫功能紊乱，需要保护此类患者重要脏器及免疫系统的功能，围手术期麻醉管理对此尤为重要。围手术期麻醉管理主要包括以下内容。

术前风险评估：主要包括患者重要器官系统功能评估、了解抗病毒治疗方案、手术复杂程度、患者自身免疫功能状况、病毒载量、营养状态及其他合并症。HIV 感染者患心血管疾病的风险是普通人群的 2 倍，故该类患者在麻醉诱导期间更要注意维持血流动力学的平稳。艾滋病/HIV 感染患者多有肝功能异常，且由于 HIV 和 HBV 的传播途径相同，二者共感染很常见。与 HIV 或 HBV 单独感染相比，HIV-HBV 共感染个体的总体死亡率、肝脏相关死亡率和住院率更高。故对于肝功能异常患者，围手术期要积极进行保肝治疗，并关注患者全血细胞计数和凝血功能，以降低手术及麻醉的风险。此外，HIV 感染是慢性肾脏病与终末期肾病已知的危险因素，因此麻醉前需全面评估患者肾功能，预估麻醉风险。不同患者的抗病毒治疗方案存在差异，长期治疗会对机体产生不同的影响，详细了解患者的治疗方案对保证麻醉安全尤为重要。

术前准备：①常规全身麻醉及抢救物品、药品的准备；②选择适宜的麻醉诱导药物，如依托咪酯、苯磺顺阿曲库铵，如非必要，尽量减少苯二氮䓬类药物的应用，如患者服用依非韦伦，则忌使用咪达唑仑；③备血，必要时准备自体血液回输机。

术中管理：采用静吸复合麻醉方式进行麻醉维持。由于代谢和清除率的改变，肝功能异常可能导致麻醉药物和肌松药物作用时间延长。故对于 HIV 感染合并肝功能异常的患者，七氟醚联合丙泊酚用于麻醉维持，不仅可以减轻肝脏负担，同时对患者的免疫功能影响较轻。选择经霍夫曼消除的肌松剂，可以避免肌松作用时间延长。因麻醉深度对机体的免疫功能有一定的影响，故术中采用持续 BIS 监测。

控制机会性感染：HIV 感染并发机会性感染既可以是导致手术的直接原因，同时也会增加手术风险。因此，术前应评估感染者的 CD4$^+$T 淋巴细胞计数和机会性感染病史，提高患者 CD4$^+$T 淋巴细胞计数水平。对于手术创伤大、手术时间长、高龄合并较多基础病的患者，应适当延长抗生素使用时间，并提高抗生素级别。术中严格注意无菌操作，手术后应尽快恢复口服抗病毒药物，尤其是合并 HBV 感染的患者。

【知识扩展】

HIV 感染患者发生肝功能异常可能存在以下几点原因。① HIV 本身或 HIV 编码蛋白的直接作用；②抗逆转录病毒药物本身的作用：肝毒性或药物性肝损伤是抗逆转录病毒治疗最常见的副作用，然而由于抗病毒治疗过程中的联合用药，很难确定每种药物的肝毒性；③ HIV-HBV/HCV 共感染：相比于单纯 HIV 感染患者，此类患者肝功能损伤加重，以 HIV-HCV 共感染患者的肝功能损伤最为严重；④其他因素，如酗酒、药物滥用、药物相互作用、年龄、性别或种族。

由于肝脏是药物代谢的主要部位，肝功能不全与麻醉药物的重要药代动力学和药效学变化密切相关，且围手术期麻醉药物的应用和手术操作对患者机体的免疫功能有一定的影响，会加速 HIV 的复制，从而影响患者预后。丙泊酚作为临床广泛应用的静脉麻醉药物之一，以其起效快、清除率高等优点，深受麻醉医生青睐。既往研究表明，丙泊酚是肝功能异常患者可接受的选择，中度肝硬化患者应用丙泊酚行无痛胃肠镜检查是安全的。尽管七氟醚和丙泊酚均对 HIV 感染患者 T 淋巴细胞亚群有抑制作用，但这种抑制是暂时的、可逆的。有研究表明，在 HIV 感染患者中，没有发现医用阿片类药物用于麻醉和镇痛时可能对 HIV 复制产生任何副作用。对于行抗病毒治疗的 HIV 感染患者，常用的抗病毒药物和麻醉药物联合应用，可能会发生不良反应，因此在麻醉药物的选择上应格外注意。如本病例患者长期口服洛匹那韦利托那韦片，该药物会增加咪达唑仑血药浓度，在诱导期间要适宜减少药物剂量。

综上，为了最大限度地减少 HIV 感染合并肝功能异常患者的围手术期风险，提高患者预后，麻醉医生应尽可能做到精准麻醉，不断优化麻醉管理方式。

病例点评

HIV 感染患者免疫功能低下，各器官系统功能均可能受累，术前麻醉风险评估及术中不同的麻醉管理方式都可能会对患者的预后产生不同的影响。术前有效抗病毒治疗、围手术期依据既往史和

CD4$^+$T 淋巴细胞计数进行针对性防治，结合 CD4$^+$T 淋巴细胞计数和患者免疫状态、营养状态、合并疾病等情况，加以综合考虑选择合适的手术时机、手术方式及麻醉管理方案，都将提高围手术期的安全性，提高患者的生活质量。

【参考文献】

1. SHAH A S V, STELZLE D, LEE K K, et al. Global burden of atherosclerotic cardio-vascular disease in people living with the human immunodeficiency virus: a systematic review and meta-analysis. Circulation, 2018, 138 (11): 1100-1112.

2. KLEIN M B, ALTHOFF K N, JING Y Z, et al. Risk of end-stage liver disease in HIV-viral hepatitis coinfected persons in north america from the early to modern antiretroviral therapy eras. Clin Infect Dis, 2016, 63 (9): 1160-1167.

3. JESSCIA R P, ALEXANDRA N, ELIZABETH P, et al. Vagal dysfunction and small intestinal bacterial overgrowth: novel pathways to chronic inflammation in HIV. AIDS, 2018, 32 (9): 1147-1156.

4. 李鹤, 李传翔, 宋冬梅, 等. 不同麻醉方式对老年骨科患者血流动力学及认知功能的影响. 解放军医药杂志, 2015, 27 (5): 85-89.

5. DUMFORD D 3rd, SKALWEIT M J. Antibiotic-resistant infections and treatment challenges in the immunocompromised host: an update. Infect Dis Clin North Am, 2020, 34 (4): 821-847.

6. 李飞, 陆伦根. 肝功能异常的评估以及相关肝病的诊断思路. 胃肠病学, 2018, 23 (5): 305-308.

7. GRUEVSKA A, MORAGREGA A B, COSSARIZZA A, et al. Apoptosis of hepatocytes: relevance for HIV-infected patients under treatment. Cells, 2021, 10 (2): 410.

8. 田波, 何利平, 刘俊, 等. HIV 合并 HBV/HCV 患者 ART 五年中肝功能动态变化. 昆明医科大学学报, 2020, 41 (2): 163-167.

（张爱　程灏　整理）

病例 14
艾滋病患者合并肺孢子菌肺炎的麻醉管理

病历摘要

【基本信息】

患者，男性，38 岁，身高 175 cm，体重 63 kg。

主诉：记忆力下降、间断性肢体抽搐 1 个月。

现病史：患者 1 个月前无明显诱因出现记忆力下降，伴语言缓慢，性情急躁，偶发头部胀痛，多于夜间发作，并出现间断性右侧肢体抽搐，伴双眼向前方凝视，不伴意识障碍，无口吐白沫，无大小便失禁，持续 10 分钟左右自行缓解，发作前伴有心慌，无幻嗅、幻听、幻视。发作频率最高 6 次 /d。就诊于当地医院，进行丙戊酸钠 0.5 g 每日 1 次抗癫痫治疗后，癫痫症状缓解。行头颅 MRI 提示颅内多发环形强化灶，考虑淋巴瘤可能。为进一步治疗，就诊于我院。

患者自发病以来，精神差，语言减少，有轻生观念，饮食可，睡眠差，二便正常，体重未见明显下降。

既往史：平素健康状况较差，梅毒感染 16 年，已行正规驱梅治疗。近 2 年肛周可见散在多发硬下疳，3 个月前曾行苄星青霉素 4 针驱梅治疗，复查梅毒 RPR 1 ∶ 2。发现 HIV 感染 2 年，6 个月前开始启动抗病毒治疗（恩曲他滨替诺福韦 1 片每日 1 次、多替拉韦钠 50 mg 每日 1 次）。3 个月前因"发热、咳嗽、咯血、盗汗"于北京某医院确诊肺结核、肺部感染（卡氏肺孢子病肺炎不除外）、艾滋病，给予异烟肼、乙胺丁醇、吡嗪酰胺、利福布汀联合抗结核治疗，1 个月前复查痰抗酸染色阴性。精神科会诊考虑器质性抑郁障碍，予佐匹克隆、舍曲林联合抗精神病治疗。发现 2 型糖尿病 1 个月，服用阿卡波糖 50 mg 每日 3 次降糖治疗。否认高血压、冠心病病史，否认其他传染病病史。

个人史：吸烟 20 年，10 支 / 天，偶饮酒。

【体格检查】

体温 36.3 ℃，脉搏 98 次 / 分，呼吸 20 次 / 分，血压 109/74 mmHg。神志清楚，精神萎靡，慢性病容，表情淡漠。双侧瞳孔等大等圆，对光反射灵敏。双肺呼吸音粗，未闻及啰音。左侧肢体肌力 3$^+$ 级，右侧肢体肌力 4 级，肌张力正常。共济运动欠稳准。生理反射正常引出，双侧 Babinski 征阴性。颈强直阴性。

【辅助检查】

术前检验报告

血常规：LY% 19.9%，LY# 0.93×10^9/L，RBC 3.74×10^{12}/L，Hb 112 g/L，HCT 35.1%；电解质＋肾功能＋血糖：Na$^+$ 153.3 mmol/L，URCA 855 μmol/L；Lac 1.79 mmol/L；ESR 36 mm/h；凝血组合：Fb

433 mg/dL；肝功能：TP 57.4 g/L，ALB 33.9 g/L，CRP 33.7 mg/L；梅毒：TRUST（1∶1），TPPA 阳性反应；HIV 病毒载量：121 copies/mL；辅助性 T 细胞亚群：CD8$^+$T 淋巴细胞 / 淋巴细胞 71.63%，CD4$^+$T 淋巴细胞 / 淋巴细胞 3.77%，CD4$^+$T 淋巴细胞 23 个 /μL，CD4$^+$T 淋巴细胞 /CD8$^+$T 淋巴细胞 0.05；痰抗酸染色：抗酸杆菌（++++）；痰涂片：革兰氏阳性杆菌 90%，真菌孢子 10%。

术前检查报告

胸部 CT：右肺上叶感染性病变，继发性肺结核可能性大，对比 1 个月前有进展，实变影范围增大；肺内新发大片状磨玻璃密度结节影；双肺微小结节灶，心包少量积液。

心电图：窦性心律，大致正常心电图。

心脏超声检查：三尖瓣反流（轻度）。

腹部 B 超：肝大，肝实质回声偏粗，双肾囊肿，右肾钙化灶。

下肢血管彩超：双下肢动脉多发斑块形成。

【诊断】

颅内占位性病变、艾滋病、梅毒、肺结核、卡氏肺孢子菌肺炎、器质性抑郁障碍、2 型糖尿病。

【治疗经过】

手术名称：右侧额颞开颅颅内占位切除术。

麻醉方法：全凭静脉麻醉。

麻醉过程：患者入手术室，常规监测生命体征，监护示窦性心律，心率 89 次 / 分，血压 102/56 mmHg，血氧饱和度 97%。开放外周静脉通道，1% 利多卡因局部麻醉后行左桡动脉穿刺置管，监测动脉血压。麻醉诱导：患者面罩吸氧，充分去氮给氧，给予咪达唑仑 1 mg、舒芬太尼 25 μg、依托咪酯 16 mg、罗库溴铵 40 mg，可视喉镜引导下顺利置入 ID 7.5 号气管导管，VCV：VT 420 mL，RR 12 次 / 分，I：E=1：1.5，监测呼气末二氧化碳分压（$P_{ET}CO_2$）。随即麻醉机报警，提示气道峰压 40 cmH_2O，$P_{ET}CO_2$ 为 0 mmHg，因采用可视插管，基本排除气管导管误入食管可能，呼吸模式转为人工通气，气道阻力仍大，听诊双肺闻及哮鸣音，考虑支气管痉挛导致，立即给予甲泼尼龙 80 mg 静脉注射，氨茶碱 125 mg 缓慢静脉滴注，加深麻醉予丙泊酚 50 mg、罗库溴铵 20 mg、舒芬太尼 5 μg，此时血氧饱和度 96%，心率 112 次 / 分，血压 132/88 mmHg，气道峰压 32 cmH_2O，$P_{ET}CO_2$ 为 40 mmHg。5 分钟后追加麻醉药起效，在较深麻醉下吸痰，此时血氧饱和度 98%，气道峰压 27 cmH_2O，血压 110/68 mmHg，心率 73 次 / 分，$P_{ET}CO_2$ 为 36 mmHg，30 分钟后血氧饱和度 99%，气道峰压 25 cmH_2O，血压 108/65 mmHg，心率 70 次 / 分，$P_{ET}CO_2$ 为 35 mmHg，听诊双肺闻及少许哮鸣音。建立气道后在超声引导下于右颈内静脉置入双腔深静脉导管。术中动态监测血压、心电图、血氧饱和度、中心静脉压（central venous pressure，CVP）、$P_{ET}CO_2$、BIS、体温、尿量。麻醉维持：丙泊酚目标靶控输注（target controlled infusion，TCI）1.5 ～ 3.0 μg/mL 和瑞芬太尼 TCI 2.5 ～ 3.5 ng/mL，右美托咪定 0.4 μg/（kg·h），罗库溴铵间断推注，血氧饱和度维持在 98% ～ 100%，$P_{ET}CO_2$ 维持在 35 ～ 40 mmHg，BIS 维持在 40 ～ 60，CVP 维持在 5 ～ 10 cmH_2O。术中患者血气分析：pH 7.36，PO_2 180 mmHg，PCO_2 38 mmHg，Na^+ 145 mmol/L，K^+ 3.6 mmol/L，Ca^{2+} 1.22 mmol/L，Glu 7.1 mmol/L，Lac 1.78 mmol/L，HCT 35%，HCO_3^- 25.0 mmol/L，BE –3 mmol/L，Hb 108 g/L，SaO_2 100%，Cl^- 108 mmol/L。患者术中生命体征平稳，手术过程顺利。气管拔管前给予利多卡因 100 mg 入壶，拔管过程顺利。手术结束给予

经静脉患者自控镇痛（patient controlled intravenous analgesia，PCIA）48小时。转入麻醉恢复室观察30分钟后恢复良好，安返病房。

麻醉后随访及转归：患者手术后伤口无明显疼痛，NRS评分为1～3分。手术后继续抗肺部感染治疗，加用三联雾化吸入，未再次出现气道高反应。手术后第9日出院。

病例分析

【病例特点】

患者为中年男性，精神、健康状况一般。HIV感染且合并梅毒、肺结核、卡氏肺孢子菌肺炎，$CD4^+T$淋巴细胞低，免疫功能差。

【麻醉分析及讨论】

1.HIV感染相关肺孢子菌肺炎

HIV侵袭人体导致免疫系统破坏，免疫功能下降，进而容易引起机会性感染，肺部作为HIV感染的主要靶器官通常是疾病的首发部位，其中卡氏肺孢子菌肺炎（pneumocystis pneumonia，PCP）是艾滋病患者最常见的机会性感染，病死率为20%～40%，占肺部感染性疾病的50%～85%，容易引起呼吸衰竭，是艾滋病患者的主要死亡原因。肺孢子菌肺炎典型三联征包括干咳、低热、逐渐加重的运动性呼吸困难，常伴有明显的鹅口疮。典型CT表现是双侧肺野浸润，通常以细小的颗粒状、网格状或毛玻璃样改变为特点，本例患者肺内新发大片状磨玻璃密度结节影，考虑为感染PCP征象。

2.术中支气管痉挛

支气管痉挛表现为支气管平滑肌痉挛性收缩，气道变窄，通气阻力突然增加，呼气性呼吸困难，可引起缺氧和二氧化碳蓄积；听

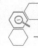

诊肺部出现哮鸣音，严重时甚至有呼吸音消失。监测发现气道阻力和峰压升高，血氧饱和度持续下降。支气管痉挛是围手术期较严重的并发症，如不及时抢救处理，常因严重缺氧和二氧化碳潴留导致呼吸循环衰竭而危及患者生命。

支气管痉挛术中风险：①手术麻醉期间发生支气管痉挛的概率为 0.17% ~ 4.2%；② 7% 的麻醉相关死亡由支气管痉挛引起；③支气管痉挛引起的麻醉相关索赔案件占 2%。

麻醉中支气管痉挛的高危人群有以下几类：①近期上呼吸道感染者，基础疾病如慢性阻塞性肺疾病可因上呼吸道感染而使气道对各种刺激的应激反应性增高；②吸烟者，长期吸烟并伴有咳嗽、多痰患者气道反应性增高；③存在哮喘及支气管痉挛病史者。

本例患者术前伴有肺结核及新发 PCP，所以麻醉诱导期出现严重的支气管痉挛，考虑因其呼吸道慢性炎症，迷走神经张力较高，气道对气管导管刺激做出反应而使小气道、支气管痉挛。此外，浅麻醉下行插管、吸痰等操作及气管插管插入过深刺激隆突等，也可引起反射性支气管痉挛。与术前听诊相比，插管后患者双肺闻及哮鸣音，诊断明确。给予加深麻醉及静脉注射氨茶碱、糖皮质激素等措施后，患者的气道阻力、哮鸣音及缺氧症状明显缓解。

预防及处理：①术前详细询问病史，特别是有呼吸道慢性炎症或哮喘史的患者，术前可给予三联雾化吸入，以降低气道高反应性；②对支气管痉挛的高危因素、诱因及症状、体征有足够的认识，以便发生时能快速诊断，及时处理；③一旦明确诊断，立即解除刺激因素，加深麻醉，纯氧吸入，静脉注射氨茶碱、糖皮质激素，难治性气道痉挛必要时给予肾上腺素小剂量维持治疗；④麻醉结束，拔除气管导管时，予利多卡因静脉注射可预防气道痉挛的发生。

病例点评

支气管痉挛是围手术期较常见的并发症，其发生率在世界范围内有逐年升高的趋势。本例患者术前 HIV 感染合并肺孢子菌肺炎、肺结核，慢性 HIV 及肺部感染使患者机体免疫力、抵抗力下降，而气道处于高反应性。麻醉医生需警惕此类患者围手术期支气管痉挛的发生，术前应详细询问病史，掌握支气管痉挛的高危因素、诱因及症状、体征。一旦明确诊断，立即解除刺激因素、加深麻醉、纯氧吸入，给予支气管扩张药物及激素治疗。

【参考文献】

1. KANN G，WETZSTEIN N，BIELKE H，et al. Risk factors for IRIS in HIV-associated pneumocystis-pneumonia following ART initiation. J Infect，2021，83(1)：347-353.
2. ELANGO K，MUDGAL M，MURTHI S，et al. Trends in the epidemiology and outcomes of pneumocystis pneumonia among human immunodeficiency virus（HIV）hospitalizations. Int J Environ Res Public Health，2022，19（5）：2768.
3. 张德发 . HIV 感染者及非感染者中肺孢子菌肺炎的诊疗进展 . 中国艾滋病性病，2022，28（7）：868-871.

（董萍　蔡晓飞　整理）

笔记

病例 15
HIV 感染患者前置胎盘伴胎盘植入的剖宫产围手术期管理

病历摘要

【基本信息】

患者，女性，29 岁，身高 161 cm，体重 68 kg。

主诉：停经 37+6 周，阴道出血 1 小时。

现病史：患者平素月经规律，停经 40 天查尿 hCG（＋），外院 B 超提示宫内早孕。患者停经 4+ 月自觉胎动，孕 22+ 周超声提示胎盘低置状态，间断复查。孕 37+ 周查超声提示胎盘前置状态，下缘距宫颈内口 20 mm。入院 1 小时前出现阴道出血，量约 100 mL，伴血块。患者无下腹坠胀、腹痛、阴道流水，急诊以"前置胎盘伴出血"收入院。

孕产史：已婚，孕 1 产 1，2017 年孕足月自然分娩一子，因胎膜残留行清宫术，手术后盆腔感染，因宫腔粘连，行宫腔镜粘连松解术。

既往史：患者 4 年前体检发现 HIV 抗体阳性，长期口服艾考恩丙替片 150 mg/d，不定期于北京某医院复查，自诉孕期病毒载量较低（未见报告单），否认其他重大疾病史，否认食物、药物过敏史，否认输血史。

个人史：出生于原籍，无长期外地居住史。否认吸烟、饮酒史。

【体格检查】

体温 36.5 ℃，血压 124/75 mmHg，脉搏 90 次 / 分，呼吸 21 次 / 分。一般状况可，神志清楚，精神正常，全身浅表淋巴结未触及肿大。双肺呼吸音清，心律齐，各瓣膜听诊区未闻及杂音。双下肢无水肿。

【辅助检查】

术前检验报告

血常规：WBC 11.04×10^9/L，Hb 122 g/L；凝血组合：APTT 24.70 s，Fb 467.00 mg/dL，D-D 2.12 mg/L；肝功能：TP 63.5 g/L，ALB 35.8 g/L；电解质＋肾功能：未见异常；HIV 病毒载量：未检测到；辅助性 T 细胞亚群：CD4$^+$T 淋巴细胞 518 个 /μL。

术前检查报告

心电图：窦性心律，大致正常心电图。

【诊断】

低置胎盘？伴出血、孕 2 产 1、孕 38^{+1} 周头位待产。

【治疗经过】

手术名称：子宫下段剖宫产术＋双侧子宫动脉、髂内动脉结扎术＋全子宫切除术。

麻醉方法：腰麻中转静吸复合麻醉。

麻醉过程：11：00 患者急诊入室，常规监测生命体征，面罩吸氧，开放两条外周静脉通路。局麻下行左桡动脉穿刺置管监测动脉血压（arterial blood pressure，ABP），右颈内静脉穿刺置管备用。右卧位下选择 $L_{2 \sim 3}$ 间隙行腰麻穿刺，蛛网膜下腔给予 0.5% 盐酸罗哌卡因 3 mL（重比重）。10 分钟后，患者麻醉平面固定于 T_6，11：30 手术开始，11：36 以头位娩一女活婴，新生儿 1 分钟、5 分钟 Apgar 评分分别为 9 分、10 分。给予甲泼尼龙琥珀酸钠 40 mg、托烷司琼 5 mg 静脉滴注。胎儿娩出后于子宫壁注射收缩子宫药物，将子宫托出腹腔，环扎止血带，其间出血约 700 mL。立即补充晶体液及胶体液，使用加温输液仪，并启用自体血液回收，通知输血科取血，测 CVP 5.0 cmH$_2$O。患者诉呼吸困难，给予丙泊酚、苯磺顺阿曲库铵、舒芬太尼诱导下气管插管，机械通气，丙泊酚、瑞芬太尼、苯磺顺阿曲库铵静脉泵注，复合吸入七氟醚维持麻醉，持续 BIS 监测，并将其维持在 40 ~ 60。动脉血气分析：HCO$_3^-$ 21.6 mmol/L，Glu 7.4 mmol/L，Hb 96 g/L，HCT 28.90%。此后每隔 30 分钟测一次动脉血气，去甲肾上腺素、多巴胺持续静脉泵注维持血流动力学稳定。探查胎盘发现剥离困难，剥离过程出血约 500 mL，子宫下段出血较汹涌，松开止血带后出血 400 mL，再次使用止血带加压。给予输注血浆、悬浮红细胞、巴曲亭、氨甲环酸。行双侧结扎髂内动脉、球囊压迫止血后均无效，此时共出血约 3200 mL，血流动力学波动较大，ABP 最低 60/35 mmHg，CVP 最低 3.0 cmH$_2$O，动脉血气分析：pH 7.28 mmol/L，HCO$_3^-$ 21.0 mmol/L，Ca^{2+} 0.67 mmol/L，Glu 9.6 mmol/L，Hb 61 g/L，HCT 20.71%，Lac 2.39 mmol/L，BE −5 mmol/L。实验室检查（急查）：Hb 63 g/L，HCT 18.70%，PLT 83 × 10^9/L，K$^+$ 3.47 mmol/L，Ca^{2+} 1.70 mmol/L，Glu 8.23 mmol/L，PT 12.7 s，APTT 37.00 s，FDP

7.05 μg/mL，D-D 3.79 mg/L，ALB 17.9 g/L，遂行子宫切除术。手术期间补充血小板 1 U，25% 白蛋白 100 mL，凝血酶原复合物 800 IU，纤维蛋白原 6 g，10% 氯化钙 30 mL，氨甲环酸 20 mg/kg，并持续输注血浆及悬浮红细胞，血流动力学逐步趋于稳定。手术时长 230 min，术中共输注悬浮红细胞 10 U，自体血回输 800 mL，血浆 1600 mL，晶体液 2100 mL，胶体液 1500 mL，术中共出血约 3900 mL，尿量 1400 mL。手术结束动脉血气分析：pH 7.306，HCO_3^- 22.1 mmol/L，Ca^{2+} 1.04 mmol/L，Glu 8.4 mmol/L，Hb 95 g/L，HCT 28%，Lac 2.19 mmol/L，BE −4 mmol/L。麻醉状态下保留气管导管安返 ICU。

术后诊断：产后大出血、前置胎盘伴出血、胎盘植入、孕 38^{+1} 周头位剖宫产 + 双侧髂内动脉结扎 + 全子宫切除术后、足月适龄儿。

麻醉后随访及转归：患者手术后 1 天拔除气管导管，手术后 3 天由 ICU 转回普通病房，手术后 9 天出院，随访期间未见麻醉相关并发症。

病例分析

【病例特点】

患者为青年女性，既往 HIV 感染病史 4 年，现口服艾考恩丙替片规律治疗；有清宫术 + 宫腔镜粘连松解术史。CD4[+]T 淋巴细胞减少，HIV 病毒载量未检测到，孕期产检提示胎盘前置状态，其余术前实验室检查大致正常。无中枢神经及其他重要脏器受累。

【麻醉分析及讨论】

HIV 传播途径之一是母婴垂直传播，抗病毒治疗于孕前开始，并在整个孕期规律进行，可以明显降低母婴传播的风险。产妇的血液、体液、羊水、阴道分泌物等都具有传染性，因此新生儿娩出时应积极采取措施，减少母婴垂直传播概率，而择期剖宫产成为HIV感染产妇的主要分娩方式。

前置胎盘是指子宫下段异常胎盘着床，为产科大出血最常见的原因，与大量输血的发生率增加、手术时间延长和住院时间延长有关。短时间内大出血可引起弥散性血管内凝血（disseminated intravascular coagulation，DIC）、成人呼吸窘迫综合征、急性肾功能不全、电解质紊乱等，甚至导致子宫切除及死亡；而前置胎盘尤其合并胎盘植入是产妇围手术期大出血的高危因素，需要进行充分的术前准备，术中及时诊断，有效处理，改善患者的预后。

术前准备：①若患者既往合并剖宫产史及人工流产史，此次妊娠孕检发现前置胎盘，应高度怀疑合并胎盘植入的可能；②评估患者术前血红蛋白值，了解其对出血的耐受性；③准备足够的血液制品及凝血药物；④准备全身麻醉药品、气管插管物品、血管活性药物及抢救用品；⑤胎盘植入是产前贮存式自体备血的主要适应证，且国内各中心暂未发现羊水栓塞等并发症；⑥进行多学科会诊，结合术前检查评估前置胎盘及胎盘植入的严重程度、手术难度和术中出血量，制定合理的麻醉方案；⑦麻醉方式的选择是由多种因素决定的，如患者的意愿、术前合并症、凝血情况、手术时间、胎儿情况、发生大面积出血的风险等。对前置胎盘伴胎盘植入的患者而言，采取全身麻醉的方式可获得良好的肌松效果，且对患者血流动力学影响较小；椎管内麻醉对脐带血血气指标影响较小，能获得良好的母婴围产期结局。有学者认为，胎盘植入程度较轻的产妇可首选椎管内麻醉，而胎盘植入程度较重的产妇可根据术中具体情况更改适宜的麻醉方式。且有研究表明，椎管内麻醉造成的T淋巴细胞亚群的损伤在短期内即可恢复。

术中管理：①手术开始后，需与术者紧密沟通，严密观察出血量，若明确为穿透型胎盘植入，或术中有活动性出血、低血容量性休克，凝血功能异常或DIC，中转全身麻醉是较为安全的选择。②大量出血时的液体复苏策略应包括减少晶体液和胶体液的用量、早期应用血液制品，提高新鲜冰冻血浆与红细胞的比例，早期监测纤维蛋白原水平，必要时给予冷沉淀或纤维蛋白原浓缩物等。③胎盘植入导致的产后出血表现为消耗性凝血病，因此补充凝血因子十分重要；同时推荐使用氨甲环酸预防纤溶亢进，推荐剂量为20～25 mg/kg，可反复使用或静脉滴注1～2 mg/（kg·h）维持，但要注意大量应用可能引起癫痫样发作。④出血期间可允许性低血压，目标平均动脉压为55～65 mmHg。⑤及时预防和治疗低体温、酸中毒、低钙血症，维持正常的钙离子水平（≥0.9 mmol/L）有助于维持凝血功能正常。⑥关注患者瞳孔、尿量及麻醉深度。⑦定期（0.5～1 h）进行血气分析、血常规、凝血功能、肝肾功能检查以综合判断病情。

值得注意的是，对于HIV感染的患者而言，输血本身会抑制机体免疫功能，目前仍建议临床上对于HIV感染者在不危及生命安全的前提下谨慎使用血液制品。

📋 病例点评

本例患者为HIV感染产妇，孕检发现胎盘前置伴出血，前置胎盘尤其合并胎盘植入是产妇围手术期大出血的高危因素，如何在保护产妇安全的同时并极力避免对医务人员造成感染是我们关注的重点。制定合理的麻醉方案、科学规范的抢救流程是此类手术成功的基础。

【参考文献】

1. PARK H S，CHO H S. Management of massive hemorrhage in pregnant women with placenta previa. Anesth Pain Med（Seoul），2020，15（4）：409-416.

2. 高洁，陈霞，吴颖岚，等. 1031 例 HIV 感染孕产妇特征及母婴传播风险影响因素分析. 中国艾滋病性病，2021，27（8）：805-808.

3. 徐阳欢，张蕃，阎炯，等. 2011—2020 年湖北省 HIV 感染孕产妇母婴传播情况及影响因素分析. 中国艾滋病性病，2022，28（4）：435-439.

4. 王阳，曾鸿，郭向阳，等. 合并胎盘植入行剖宫产术患者的麻醉方式选择. 北京大学学报（医学版），2017，49（2）：322-325.

5. 吴柄钢，姚强，崔陶. 胎盘植入诊断国内外指南解读. 现代妇产科进展，2020，29（1）：71-73.

6. 中华医学会围产医学分会，中华医学会妇产科学分会产科学组. 胎盘植入诊治指南（2015）. 中华妇产科杂志，2015，50（12）：970-972.

7. FAN D，RAO J，LIN D，et al. Anesthetic management in cesarean delivery of women with placenta previa：a retrospective cohort study. BMC Anesthesiol，2021，21（1）：247.

8. LI P，LIU X，LI X，et al. Clinical outcomes and anesthetic management of pregnancies with placenta previa and suspicion for placenta accreta undergoing intraoperative abdominal aortic balloon occlusion during cesarean section. BMC Anesthesiol，2020，20（1）：133.

（张爱　程灏　整理）

笔记

病例 16
艾滋病伴甲状腺功能减退患者妇科腔镜手术的麻醉管理

病历摘要

【基本信息】

患者，女性，42 岁，身高 163 cm，体重 89.5 kg。

主诉：体检发现卵巢囊肿 2 年，复查囊肿增大 1 个月。

现病史：患者自诉 2 年前体检发现右侧卵巢囊肿（具体大小不详），未治疗。1 个月前于当地医院复查发现囊肿增大，自诉大小约10 cm，HIV 抗体阳性，为求进一步诊治入我院。患者自发病以来，无腹痛、腹胀、尿频、尿急，无消瘦、贫血，无下肢水肿等症状，饮食、睡眠可，大小便正常，体重无明显变化。

既往史：高血压病史 10 年，血压最高 160/120 mmHg，间断服用降压药物（具体药物及剂量不详），血压控制较差；发现 HIV 抗体阳性 9 年余，规律服用替诺福韦、拉米夫定、依非韦伦进行抗病毒治疗至今（具体剂量不详）；甲状腺功能减退 7 年，间断服用左甲状腺素钠治疗，1 年前开始规律服药，2.5 片 /d，未规律复查甲状腺功能。否认冠心病、糖尿病病史，否认食物、药物过敏史。21 年前及 18 年前两次行剖宫产术，手术后恢复良好。

个人史：生于原籍，无长期外地居住史。否认吸烟、饮酒史。

【体格检查】

体温 36.7 ℃，脉搏 100 次 / 分，血压 150/75 mmHg，呼吸 20 次 / 分。体形肥胖，慢性病容，神志清楚，精神正常。口腔黏膜未见溃疡及白斑，双肺呼吸音清，未闻及干湿啰音及胸膜摩擦音。心律齐，各瓣膜听诊区未闻及病理性杂音。腹平坦，全腹无压痛及反跳痛。双下肢无水肿。

【辅助检查】

术前检验报告

血常规、肝功能、凝血组合：未见异常；电解质 + 肾功能：K^+ 3.41 mmol/L，Ca^{2+} 2.07 mmol/L，URCA 386 μmol/L；TSH 9.25 μIU/mL；甲状腺抗体组合：甲状腺球蛋白抗体 13.06 IU/mL，甲状腺微粒体抗体＞ 1000.00 IU/mL；HIV 病毒载量：未检测到；辅助性 T 细胞亚群：$CD4^+T$ 淋巴细胞 597 个 /μL。

术前检查报告

胸片：心肺未见明显异常。

肺功能：肺通气功能正常，弥散功能正常，气道阻力增加，残总比正常，每分钟最大通气量实测值占预计值的 110.9%。

心电图：窦性心律，正常心电图。

超声心动图：二尖瓣反流（轻度），三尖瓣反流（轻度），左室

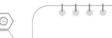

射血分数 62%。

甲状腺超声：甲状腺弥漫性病变，请结合甲状腺功能。

下肢血管彩超：双下肢动脉未见异常，双下肢深静脉未见血栓形成。

【诊断】

双侧输卵管积水、慢性盆腔炎、高血压、艾滋病、甲状腺功能减退。

【治疗经过】

术前治疗：①口服枸橼酸铋钾，监测钾离子变化；②非洛地平 5 mg，2 次 /d，监测血压变化；③继续服用替诺福韦、拉米夫定、依非韦伦及左甲状腺素钠至手术当日清晨。

手术名称：腹腔镜下盆腔粘连松解术。

麻醉方法：静吸复合麻醉。

麻醉过程：患者入室，常规监测生命体征，血压 154/78 mmHg，心率 80 次 / 分。面罩吸氧，开放外周静脉通路，托烷司琼 5 mg、注射用甲泼尼龙琥珀酸钠 40 mg 静脉滴注。充分预充氧后，依托咪酯 0.15 mg/kg、丙泊酚 1 mg/kg、舒芬太尼 0.2 μg/kg、苯磺顺阿曲库铵 0.15 mg/kg 静脉推注行麻醉诱导。可视喉镜下气管插管，VCV：VT 420 mL，RR 14 次 / 分，呼气末二氧化碳分压（$P_{ET}CO_2$）控制在 35 ～ 45 mmHg。七氟醚 1.5%、丙泊酚 2 mg/（kg·h）、瑞芬太尼 0.6 μg/（kg·h），维持麻醉，根据肌松监测追加苯磺顺阿曲库铵 0.03 mg/kg。手术过程顺利，手术时长 120 min，术中失血 50 mL。手术结束后 7 min，患者出现自主呼吸，但潮气量较低为 100 ～ 150 mL，呼吸频率 4 ～ 6 次 / 分，自主呼吸 SpO_2 不能维持，不能按照指令睁眼、抬手。给予新斯的明 1 mg、阿托品 0.5 mg 静脉推注，辅助患者呼吸，维持 $SpO_2 > 95\%$，5 min 后，潮气量波动在 300 ～ 420 mL，呼吸频率 12 ～ 16 次 / 分，SpO_2 97% ～ 99%，可根据指令睁眼、握手，拔除气管导管。患者无呛咳，无恶心、呕吐，观察 5 min 无不良反应后送往麻醉恢复室。

麻醉后随访及转归：患者手术后伤口无明显疼痛，NRS 评分为 1 ～ 3 分。手术后 2 日患者转归好，未见手术及麻醉相关严重并发症。于手术后第 5 天出院。

病例分析

【病例特点】

患者为青年女性，一般状况可，肥胖。高血压病史 10 年，血压控制不理想。发现 HIV 抗体阳性 9 年余，规律服用抗病毒药物治疗至今，$CD4^+T$ 淋巴细胞 597 个 /μL，下降，HIV 病毒载量未检测到。甲状腺功能减退 7 年，目前规律服用左甲状腺素钠治疗，TSH 升高，T3、T4、FT3、FT4 正常。患者心肺功能良好，无中枢神经及其他重要脏器受累。ASA 分级 Ⅱ 级。

【麻醉分析及讨论】

艾滋病是一种多系统疾病，与包括甲状腺功能障碍在内的几种内分泌疾病有关，其中亚临床甲状腺功能减退最为常见。HIV 感染 / 艾滋病患者的甲状腺功能减退（以下简称甲减），除高活性抗逆转录病毒药物的不良影响外，还可能由 HIV 对甲状腺的直接细胞病变作用引起。甲减可诱发心血管疾病，也可导致呼吸系统及肾功能损伤等其他相关系统疾病。对于需要行妇科手术的 HIV 感染患者，相较于单纯 HIV 感染，合并甲减的患者手术后恢复较差，预后不良。但甲减患者发病隐秘，多数为亚临床甲减，故很少引起高度重视。

术前准备：①对心脏、呼吸道及其他重要脏器的功能进行仔细检查与评估，如是否合并甲减性心脏病、是否压迫气管、是否有组织黏液水肿导致的上呼吸道狭窄、是否有胃排空障碍等。②了解现阶段或既往有无 HIV 感染或甲减相关的其他脏器受累，以及治疗和恢复情况。③了解所服用的甲状腺制剂及药量，同时应检测甲状腺功能。④甲减患者甲状腺素应服用至手术当日早晨，由于麻醉手术应激反应等因素，术前可根据手术创伤大小适当增加药物用量（通常为增加全天用量的一半剂量），手术后应尽早口服或经胃管给药。⑤纠正贫血，控制感染，纠正低血糖、电解质紊乱和酸碱平衡。⑥一般情况下，轻度甲减且无症状者，麻醉风险较小；中至重度甲减患者，若未进行系统的甲状腺素替代治疗，围手术期易发生甲减性昏迷，原则上应待甲减症状消失，血 T3、T4 及 TSH 恢复正常后再择期手术。⑦急诊手术且术前未系统治疗者，可于术前口服或经胃管给予 L-3- 碘甲腺原氨酸。⑧术前慎用镇静药或仅用抗胆碱药。

术中管理：①对于 HIV 感染合并甲减的患者，在选择麻醉药时要考虑与抗逆转录病毒药物的相互作用，例如尽量减少苯二氮䓬类药物的应用，对于服用依非韦伦的患者，则忌使用咪达唑仑。避免使用氯胺酮、泮库溴铵等有交感兴奋作用的药物。②由于 HIV 感染合并甲减患者全身组织器官功能减退，小剂量的麻醉药即可引起呼吸循环抑制，因此无论是麻醉诱导还是维持，都应适当减少麻醉药物的剂量。③由于患者可能存在巨舌、喉部黏性水肿、口咽组织松弛、甲状腺肿而导致困难气道，故需准备各种型号的气管插管、可视喉镜及纤维支气管镜，根据患者情况选择清醒插管或麻醉镇静下保留自主呼吸插管。④加强术中监测，适当控制患者术中心率在

笔记

60～90次/分，由于甲减患者可能存在压力感受器功能受损，常伴有低血压的趋势，去氧肾上腺素为首选升压药。⑤必要时应进行动脉血压、血气、血糖、电解质及肌松监测。⑥保持呼吸道通畅，体温过低是甲减患者发生昏迷的先兆，因此术中除监测体温外，加强保温同样重要，如使用加温后的冲洗液及加温毯等。⑦该类患者麻醉苏醒时间可能延长，故应掌握好拔管指标，必要时采用药物拮抗。

此外，此类患者常见贫血和电解质异常，尤其注意低钠血症。仔细评估容量状态，因为甲减易导致毛细血管通透性增加，液体转移到血管外空间，使血管内容量减少。

病例点评

在 HIV 感染患者中，$CD4^+T$ 淋巴细胞计数与垂体甲状腺激素值呈正相关，特别是在机体免疫功能明显下降时，甲状腺激素都有不同程度的减少。此类患者对麻醉药物非常敏感，对麻醉及手术的耐受性较差，减少术前、麻醉诱导、维持期间药物用量，及时补充血容量，纠正电解质、酸碱平衡紊乱，加强管理，都将使患者更为安全地度过围手术期，对预后产生积极影响。血清低水平 T4 与高水平 TSH 的长期作用会增加患者手术后感染风险，故术前系统的甲状腺素替代治疗、手术后尽早恢复用药以及恰当的手术时机，都将降低患者手术后感染风险。

【参考文献】

1. 中华医学会，中华医学会临床药学分会，中华医学会杂志社，等 . 甲状腺功能减退症基层合理用药指南 . 中华全科医师杂志，2021，20（5）：520-522.

2. 中华医学会，中华医学会杂志社，中华医学会全科医学分会，等．甲状腺功能减退症基层诊疗指南（2019 年）．中华全科医师杂志，2019，18（11）：1022-1028.

3. MORE P，LAHERI V V，WAIGANKAR T，et al. Delayed recovery from anaesthesia in a patient with ptimised hypothyroidism and incidental hypokalemia. J Clin Diagn Res，2015，9（1）：UD06-7.

4. 周洪，秦爱平，潘毅，等．艾滋病病毒感染与甲状腺功能的临床研究．中国现代医学杂志，2015，25（4）：83-86.

5. 徐杰，高楚淇，白娟．高效抗 HIV 治疗与甲状腺疾病的相关性探讨．内科急危重症杂志，2017，23（6）：492-494.

6. ELBERS L P B，FLIERS E，CANNEGIETER S C. The influence of thyroid function on the coagulation system and its clinical consequences. J Thromb Haemost，2018，16（4）：634-645.

7. 袁铭成，肖强，丁子川，等．甲状腺功能减退患者人工全髋关节置换术的安全性及有效性分析．中国修复重建外科杂志，2020，34（10）：1263-1268.

8. PERAMUNAGE D，NIKRAVAN S. Anesthesia for endocrine emergencies. Anesthesiol Clin，2020，38（1）：149-163.

（张爱　牛少宁　整理）

病例 17
HIV 感染合并哮喘病史患者
宫腔镜手术的麻醉管理

病历摘要

【基本信息】

患者，女性，45 岁，身高 158 cm，体重 62 kg。

主诉：发现宫颈病变 1 年余。

现病史：患者 1 年前查 HPV16 阳性，薄层液基细胞学检查提示子宫颈管原位腺癌，1 个月前行阴道镜检查，病理提示宫颈管 CIN Ⅰ 级，宫颈 1 点 CIN Ⅱ 级，宫颈赘生物 CIN Ⅲ 级。平素月经规律，无阴道不规则出血，无腹痛、腹胀等不适。

既往史：发现 HIV 抗体阳性 15 年，规律口服拉米夫定＋替诺福韦＋多替拉韦钠抗病毒治疗（具体剂量不详）。哮喘病史 1 年，偶尔发病应用布地奈德吸入治疗，效果良好。否认高血压、冠心病、糖尿病病史。

【体格检查】

体温 36.5 ℃，血压 120/70 mmHg，脉搏 80 次 / 分，呼吸 20 次 / 分。神志清楚，精神正常，一般状况可。双肺呼吸音清，未闻及干湿啰音。心律规整，各瓣膜听诊区未闻及杂音。双下肢未见水肿。子宫前倾前屈位，孕 2$^+$ 月大，质偏硬，形态不规则，活动度可，无压痛。

【辅助检查】

术前检验报告

血常规：Hb 93 g/L，HCT 32.50%，PLT 355.00 × 10^9/L；血气分析（吸空气）：未见异常；HIV 病毒载量：未检测到；辅助性 T 细胞亚群：均在正常范围内；其他实验室检查未见异常。

术前检查报告

胸部 CT 平扫：双肺散在微结节灶，左肺下叶磨玻璃密度影，性质待定，右肺中叶少量慢性炎症。

肺功能检查：1 秒率 78.23%，通气功能在正常范围内，肺弥散功能正常。

心电图：窦性心律，T 波异常，异常心电图。

超声心动图：二尖瓣反流（轻度），左室射血分数 57%。

【诊断】

宫颈上皮内瘤样病变 3 级、子宫颈管原位腺癌？多发子宫肌瘤、哮喘、无症状 HIV 感染。

【治疗经过】

手术名称：宫腔镜下子宫内膜息肉摘除术 + 宫颈息肉摘除术。

麻醉方法：全凭静脉麻醉。

麻醉过程：麻醉前准备好抢救插管物品、药品及心肺复苏设备。

患者入室后常规监测生命体征，面罩吸氧，开放外周静脉通路，给予注射用甲泼尼龙琥珀酸钠 40 mg、托烷司琼 5 mg 静脉滴注。麻醉诱导：丙泊酚 1.0 mg/kg、艾司氯胺酮 0.5 mg/kg 静脉推注。术中密切关注患者生命体征，麻醉维持：丙泊酚 2 ～ 4 mg/（kg·h）、右美托咪定 0.4 μg/（kg·h）。患者术中生命体征平稳，全程自主呼吸，未发生呼吸遗忘或呼吸抑制。手术过程顺利，手术用时 20 min，入晶体液 500 mL。手术结束后 3 min 患者苏醒，无呼吸道不适症状，麻醉效果满意。手术室观察 5 min 后，无不良反应，安全转运至麻醉复苏室。

麻醉后随访及转归：手术后 3 天患者未诉不适，未见麻醉相关并发症，并于手术后第 4 天出院。

病例分析

【病例特点】

患者为中年女性，一般状况可。发现 HIV 抗体阳性 15 年，现口服抗逆转录病毒药物规律治疗，$CD4^+T$ 淋巴细胞未见明显下降，HIV 病毒载量未检测到。哮喘病史 1 年，最近一次发病为半年前，表现为呼吸困难伴哮鸣音，布地奈德吸入后可缓解。患者目前处于哮喘非急性发作期（控制），无呼吸道不适症状，血气分析及肺功能检查未见异常。轻度贫血状态，其余检查无特殊。ASA 分级 Ⅱ 级。

【麻醉分析及讨论】

慢性阻塞性肺疾病、肺癌、哮喘和肺动脉高压等正在成为 HIV 感染患者的常见合并症，这些疾病可能是 HIV 相关风险因素所导致的，如抗逆转录病毒药物毒性、HIV 病毒血症、免疫激活或免疫功能障碍。本病例中，患者 HIV 感染合并哮喘，因此详细的术前评估、药物治疗和围手术期安全的麻醉措施是减少并发症的关键。

术前评估的目的是确定患者的呼吸功能障碍及其程度、目前治疗的有效性，并制定适合的麻醉方案。除完善常规术前检查外，麻醉诱导前的术前检查也应包括呼吸频率的观察和双肺野的听诊（有无外源性肺音）。该患者安静状态下，呼吸频率 17 次 / 分，双肺野呼吸音清，未闻及外源性肺音。此外，相比于血气分析和肺功能检查，用力呼气时间（forced expiratory time，FET）是一种简单的长时间呼气筛查试验，当患者用力完全呼气时，可以通过听诊气管来评估，FET ＞ 6 s 与 1 秒率显著降低相关，应行进一步检查。该患者目前处于哮喘的非急性发作期（控制），无呼吸功能障碍，无特殊治疗，经与主管医师沟通，该手术时间较短，疼痛刺激较轻，麻醉方式首选全凭静脉麻醉，同时备好哮喘急性发作急救药品、器械及心肺复苏设备。

与哮喘控制较好的手术患者相比，术前 3 个月内有哮喘发作史的患者，其手术后死亡率是前者的近 2 倍，手术后发生肺炎的风险是前者的近 3 倍。因此，为尽量减少围手术期呼吸系统不良事件，提高患者生存率，若病情允许，应在患者哮喘得到最佳控制时行择期手术。若为急诊手术或限期手术，术前要让患者本人及家属认识哮喘的风险，认真监测病情，同时还应与主管医师及呼吸内科医师协同会诊，制定最佳治疗方案，确定好术前用药及围手术期危机状况抢救措施。

麻醉前预给药，如糖皮质激素、支气管扩张剂，可预防气管插管相关炎症的发生和支气管收缩。丙泊酚和氯胺酮具有支气管扩张作用，以此作为麻醉诱导剂，不仅可以使患者保留自主呼吸，满足术中镇静、镇痛的需求，同时还降低了哮喘患者麻醉诱导的风险。

【知识扩展】

哮喘是由多种细胞（如嗜酸性粒细胞、肥大细胞、T淋巴细胞、中性粒细胞、平滑肌细胞、气道上皮细胞等）和细胞组分参与的气道慢性炎症性疾病，是HIV感染患者中除慢性阻塞性肺疾病（chronic obstructive pulmonary disease，COPD）外较为常见的慢性肺部疾病，尽管HIV感染者中COPD和哮喘的发病率较高，但对其发病机制知之甚少。HIV和高活性抗逆转录病毒治疗的代谢效应导致机体中心性肥胖和炎症改变，且长期HIV感染与慢性炎症和巨噬细胞活化相关，进而削弱免疫系统，使HIV感染者更易受到可能引起气道阻塞的各种感染，如细菌、真菌、病毒或其他病原体。

宫腔镜手术作为一种妇科微创诊疗技术，具有创伤小、康复快、住院周期短等特点，已于妇产科室得到广泛应用，该类手术推荐的麻醉方式为监测下的麻醉管理（monitored anesthesia care，MAC）或全身麻醉。手术时间较短的通常可采用MAC进行镇静麻醉管理，对于手术时间冗长、高风险患者，推荐采用气管插管全身麻醉，并做好急救准备。

肺功能检查是HIV感染合并哮喘患者术前评估必不可少的一部分，以1秒率＜70%或1秒钟用力呼气容积低于正常预计值的80%为判断气流受限的重要指标。临床发现，对于有哮喘病史的患者，尽管术前肺功能正常，术中及术后也容易有气道高反应发生。除完善的术前检查及风险评估外，麻醉诱导也格外重要。丙泊酚、氯胺酮、维库溴铵、氟烷、异氟烷、七氟烷是合并哮喘的手术患者较好的麻醉诱导和维持药物。丙泊酚能够减轻哮喘和非哮喘患者插管时的支气管痉挛反应，氯胺酮能够产生直接的平滑肌舒张和支气管扩张，而不降低动脉压或全身血管阻力。此外，维库溴铵在哮喘诱导和维持过程中使用是安全的，琥珀胆碱释放低水平的组胺，也已安全用于发病率低的哮喘患者，而阿曲库铵和米库溴铵应尽量避免使用。吸入麻醉药是有效的支气管扩张剂，已成功用于难治性哮喘状态的常规治疗中，其中氟烷、异氟烷、七氟烷可抑制气道反射，产生直接的支气管平滑肌松弛作用。有研究表明，静脉联合推注低剂量氯胺酮（0.15 mg/kg）与芬太尼（2 mg/kg）不仅可以有效镇痛，而且可以防止芬太尼诱发的咳嗽。

任何时候麻醉深度不足都可能导致支气管痉挛。因此，要在诱导药物作用到达高峰时进行气管插管操作，手术过程中注意麻醉深度的维持和气道压的变化。此外，机械通气过程中，可适当延长呼气时间，以避免内源性或自体呼气末正压的积累。温暖、加湿的气体也同样重要。手术结束患者清醒并有适当的气道反射时，可于静脉推注利多卡因后拔管，以防止支气管痉挛。

病例点评

虽然抗逆转录病毒疗法有效地控制了 HIV 的复制，但其肺部并发症仍不容忽视。对于 HIV 感染合并哮喘的患者，肺部症状比单纯 HIV 感染患者更常见。术前评估的重点包括日常活动和一般身体状况、是否有感染、痰量和脓性、是否有过敏、已知的接触发作因素或加重的因素、药物的使用和疗效、手术和麻醉史、合并疾病、肥胖程度及是否存在睡眠障碍。此类特殊患者围手术期应加强与手术科室的沟通和协调，这对患者围手术期安全性及远期生存率有着重要意义。

121

【参考文献】

1. LIN C S, CHANG C C, YEH C C, et al. Postoperative adverse outcomes in patients with asthma: a nationwide population-based cohort study. Medicine, 2016, 95 (3): e2548.

2. BARTON J H, IRELAND A, FITZPATRICK M, et al. Adiposity influences airway wall thickness and the asthma phenotype of HIV associated obstructive lung disease: a cross-sectional study. BMC Pulm Med, 2016, 16 (1): 111.

3. 中国心胸血管麻醉学会日间手术麻醉分会. 宫腔镜诊疗麻醉管理的专家共识. 临床麻醉学杂志, 2020, 36 (11): 1121-1125.

4. BAYABLE S D, MELESSE D Y, LEMA G F, et al. Perioperative management of patients with asthma during elective surgery: a systematic review. Ann Med Surg (Lond), 2021, 70: 102874.

5. ZERVAS E, SAMITAS K, PAPAIOANNOU A I, et al. An algorithmic approach for the treatment of severe uncontrolled asthma. ERJ Open Res, 2018, 4 (1): 00125-2017.

（张爱　程灏　整理）

病例 18
HIV 感染患者行急诊手术的
麻醉管理

病历摘要

【基本信息】

患者，男性，24 岁，身高 182 cm，体重 83 kg。

主诉：右下腹疼痛 48 小时。

现病史：患者 48 小时前无明显诱因出现右下腹疼痛，不伴肩背部放射痛，无寒战、发热，无恶心、呕吐，无胸痛、咯血，无腹泻、里急后重，无心慌、憋气等不适，腹痛逐渐加重且范围逐渐增大，为求诊治来我院。查腹部 CT 提示阑尾稍增粗，腔内粪石。考虑急性阑尾炎诊断，遂收入我院普外科。患者自发病以来，精神、睡眠可，食欲可，大小便正常，体重无明显变化。

既往史：HIV 抗体阳性，诊断时间不详，抗病毒治疗 2 月余（具体方案不详）。梅毒病史，自诉已行驱梅治疗。反流性食管炎病史 3 年，未规律治疗。否认高血压、冠心病、糖尿病病史，否认其他传染病病史，对头孢类药物过敏，否认其他药物、食物过敏史。

个人史：吸烟 10 年，1 包 /d，偶饮酒。

【体格检查】

体温 38.7 ℃，脉搏 78 次 / 分，血压 133/72 mmHg，呼吸 20 次 / 分。神清，右下腹压痛、反跳痛，右下腹局部肌紧张，腹部未触及包块，肝、脾、胆囊未触及，Murphy 征阴性，麦氏点无压痛。

【辅助检查】

术前检验报告

血常规：WBC 15.27×10^9/L，NE# 0.57×10^9/L，RBC 3.33×10^{12}/L，LY% 7.5%；肝功能：AST 62.7 U/L；肾功能 + 电解质：Glu 6.5 mmol/L；CRP 72.6 mg/L；HIV 病毒载量：未检测到；辅助性 T 细胞亚群：T 淋巴细胞 942 个 /μL，CD8+T 淋巴细胞 / 淋巴细胞 56.2%，CD4+T 淋巴细胞 / 淋巴细胞 0.2%，CD4+T 淋巴细胞 3 个 /μL，CD4+T 淋巴细胞 /CD8+T 淋巴细胞 0，B 淋巴细胞 4 个 /μL；梅毒：TRUST（1：64），TPPA 阳性；其余实验室检查大致正常。

术前检查报告

胸部 CT：左肺下叶支气管扩张合并感染，部分腔内痰栓形成。双肺散在微结节灶。

心电图：窦性心动过速，心率 115 次 / 分。

【诊断】

急性阑尾炎、局限性腹膜炎、HIV 阳性、梅毒、反流性食管炎。

【治疗经过】

手术名称：腹腔镜下阑尾切除术。

麻醉方法：全凭静脉麻醉。

麻醉过程：患者入室后常规监测血压、心率、心电图、血氧饱和度等生命体征，开放外周静脉通路，给予拉氧头孢钠注射液 2 g 预防感染。麻醉诱导：面罩吸氧，充分去氮给氧，丙泊酚 2.0 mg/kg、舒芬太尼 0.35 μg/kg、苯磺顺阿曲库铵 0.15 mg/kg，可视喉镜引导下顺利置入 ID 7.5 号气管导管，VCV：VT 420 mL，RR 12 次 / 分，I：E=1：1.5，监测呼气末二氧化碳分压（$P_{ET}CO_2$）。全身麻醉维持使用氧气（FiO_2 60% ～ 80%）、丙泊酚 2 ～ 4 mg/（kg·h）、瑞芬太尼 0.1 μg/（kg·min）、苯磺顺阿曲库铵 1.5 μg/（kg·min）。术中患者生命体征平稳，停药后 5 min 清醒，充分吸痰后拔管，患者无不适，手术室观察 10 min 后安返病房。手术共持续 64 min，共输注晶体液 800 mL，失血 20 mL，尿量 150 mL。

病例分析

【病例特点】

患者为青年男性，HIV 感染时间不详，抗病毒治疗 2 月余。目前 $CD4^+T$ 淋巴细胞极低，机体免疫功能差。合并梅毒感染且滴度高（1：64），左肺下叶支气管扩张合并感染。

【麻醉分析及讨论】

由于急诊手术的急迫性，为了抢救患者生命，在很多实验室检查并未出结果、患者一般情况很差的情况下仍需要进行紧急手术治疗，所以麻醉医生需在手术前对急诊患者进行有效的评估。HIV 感染患者由于机体免疫力低下易合并机会性感染（肺孢子菌肺炎、细菌性肺炎等）、结核感染、营养不良、白蛋白低、贫血及其他传染病。一项对急诊手术（阑尾切除术、胆囊切除术或结肠切除术）的住院患者进行的回顾性队列研究表明，诊断为艾滋病的 HIV 感染患者住院死亡率明显高于未感染者（4.4% *vs.* 1.6%）。

由于 HIV 感染患者的特殊性，急诊手术对于此类患者的评估很难做到充分，要求麻醉医生必须尽可能了解患者的术前状况，尤其是对心脏和肺部风险的评估。观察性数据表明，与非 HIV 感染的患者相比，HIV 感染患者发生冠状动脉疾病的风险增加，这可能与持续的慢性炎症有关，且 HIV 感染患者手术后发生肺部并发症的风险更高。其次需关注 HIV 疾病状态：应询问患者是否有机会性感染病史或与 HIV 感染相关的其他并发症，进行 CD4 细胞计数和 HIV 病毒载量检查。CD4 细胞计数是免疫功能的替代标志物，大多数研究发现，CD4 细胞计数较低的患者手术后细菌并发症和败血症的发生率增加。本例患者 CD4 淋巴细胞极低，仅 3 个 /μL，免疫功能极差，极易发生围手术期感染。

除了关注患者病情以外，由于 HIV 感染患者遭受着身体和心理的双重压力，普遍缺乏信心，相比于普通患者术前更加紧张焦虑，医护人员还应充分理解患者确诊后遭受到的心理打击和精神创伤，给予语言上的关心及鼓励，提升患者战胜疾病的信心，克服因 HIV 感染带来的心理困扰以及对手术的恐惧，减少其精神压力，使其安全、顺利地度过围手术期。

另外一个需要关注的就是急诊手术围手术期职业暴露的问题。在麻醉过程中，HIV 传播的风险始终较高。本例患者除 HIV 感染外还合并梅毒感染，且病毒滴度高，传染性强。HIV 及梅毒可通过锐器损伤、破损皮肤和黏膜接触感染患者体液而传播。针刺伤传播的风险在 0.03% ~ 0.3%，主要取决于空心针损伤和针穿刺深度等因素。

重复使用注射器、气道器械或呼吸回路等也可增加 HIV 在患者间传播的风险。所以，对于 HIV 感染患者应使用一次性呼吸回路及疏水性过滤器；尽量选用一次性插管工具，如条件不允许，需在重复使用喉镜前对其进行适当灭菌处理。此外，医护人员需要严格执行七步洗手法，手术操作过程需佩戴双层手套、面屏或眼罩、足套。围手术期应正确处理 HIV 感染患者的血液、组织、脑脊液、胸腔积液等，正确处理针头和锐器以及采取适当的措施对手术器械进行灭菌处理。

病例点评

　　当面临 HIV 感染患者急诊手术时，医务人员一方面需要考虑患者的安全，另一方面也要考虑自身的安全。经过我们多年的经验总结，合理、全面的麻醉预案，科学、规范的手术流程，是保证围手术期安全的第一原则，这就需要麻醉医生有缜密的思维、科学的规划，以及人性化的关怀。

【参考文献】

1. SANDLER B J, DAVIS K A, SCHUSTER K M. Symptomatic human immunodeficiency virus-infected patients have poorer outcomes following emergency general surgery：a study of the nationwide inpatient sample. J Trauma Acute Care Surg, 2019, 86（3）：479-488.

2. SHANTHAMURTHY D, MANESH A, ZACCHAEUS N G, et al. Perioperative outcomes in human immunodeficiency virus-infected patients-the PRO HIV study. Int J STD AIDS, 2018, 29（10）：968-973.

3. SIGEL K M, STONE K, WISNIVESKY J P, et al. Short-term outcomes for lung

cancer resection surgery in HIV infection. AIDS, 2019, 33（8）：1353-1360.

4. MDODO R, FRAZIER E L, DUBE S R, et al. Cigarette smoking prevalence among adults with HIV compared with the general adult population in the United States: cross-sectional surveys. Ann Intern Med, 2015, 162（5）：335-44.

5. 武良玉，程灏. AIDS 患者的麻醉及医务人员职业暴露处理. 临床麻醉学杂志，2017，33（12）：4.

（董萍　蔡晓飞　整理）

病例 19
布鲁氏菌病患者脊柱手术的麻醉管理

病历摘要

【基本信息】

患者，男性，32 岁，身高 177 cm，体重 88 kg。

主诉：腰疼伴活动受限 4 个月。

现病史：患者 4 个月前无明显诱因出现腰部疼痛，逐渐加重，无发热、寒战，于当地医院就诊，诊断为腰椎间盘突出，并给予对症治疗，腰痛时有缓解。1 周前患者因腰痛加剧再次就诊于当地医院，腰椎 MRI 检查显示 $L_{4\sim5}$ 感染性病变，周围软组织肿胀，部分液化坏死。遂转至我院，完善相关检查，确诊为慢性布鲁氏菌病。患者为求进一步诊治，门诊以"布鲁氏菌性脊柱炎"收入院。

既往史：平素健康状况良好，否认高血压、冠心病、糖尿病病

129

史，否认其他传染病病史，否认食物、药物过敏史，否认手术、外伤史。

个人史：有牧区生活史，无冶游史，否认吸烟、饮酒史，未婚，未育。

【体格检查】

体温 36.9 ℃，脉搏 78 次/分，血压 125/77 mmHg，呼吸 18 次/分。神志清楚，精神正常。心肺未见异常。双肺呼吸音清，未闻及干湿啰音及胸膜摩擦音。心律齐，各瓣膜听诊区未闻及病理性杂音。腹平坦，全腹无压痛及反跳痛。双下肢无水肿。腰椎局部压痛阳性、局部叩击痛阳性，直腿抬高试验阴性。

【辅助检查】

术前检验报告

血常规：Hb 133 g/L，PLT 258×10^9/L，WBC 6.32×10^9/L；凝血组合：PT 12.1 s，PTA 84.1%，FIB 2.26 g/L；肾功能＋电解质：ALT 21.7 U/L，AST 17.5 U/L，K^+ 4.83 mmol/L，Na^+ 142.6 mmol/L，Ca^{2+} 2.22 mmol/L，URCA 68.5 μmol/L，Glu 5.8 mmol/L；布鲁氏菌凝集试验：阳性。

术前检查报告

胸片：两肺纹理重。

心电图：窦性心律，大致正常心电图。

超声心动图：心脏结构未见明显异常，左室射血分数 71%。

下肢血管彩超：双下肢动脉未见异常，双下肢深静脉未见血栓形成。

腰椎 MRI：$L_{4 \sim 5}$ 及周围信号增高，局部骨质破坏，$L_{4/5}$ 椎间隙变窄，伴周围软组织肿胀，腰椎退行性改变。

【诊断】

布鲁氏菌性脊柱炎、慢性布鲁氏菌病、腰椎重度骨关节炎。

【治疗经过】

术前治疗：①多西环素 0.2 g 口服，1 次 /d；②利福平 600 mg 口服，1 次 /d。

手术名称：腰椎后路病灶清除减压内固定植骨融合术。

麻醉方法：全凭静脉麻醉。

麻醉过程：患者入室，常规监测生命体征，监护示窦性心律，心率 72 次 / 分，血压 125/77 mmHg，血氧饱和度 97%。麻醉诱导：咪达唑仑 50 μg/kg、丙泊酚 2.0 mg/kg、舒芬太尼 0.3 μg/kg、苯磺顺阿曲库铵 0.15 mg/kg，可视喉镜引导下顺利置入 ID 7.5 号气管导管，VCV，全身麻醉维持使用氧气（FiO_2 40% ～ 60%），VT 500 mL，RR 12 次 / 分，I ∶ E=1 ∶ 1.5。行左桡动脉穿刺置管连续监测动脉血压及右颈内静脉穿刺置管备用。术中动态监测血压、心电图、血氧饱和度、CVP、呼气末二氧化碳分压和 BIS。麻醉维持：丙泊酚 2 ～ 4 mg/（kg·h）、瑞芬太尼 0.15 ～ 0.2 μg/（kg·min）、苯磺顺阿曲库铵 1.5 μg/（kg·min）、右美托咪定 0.4 μg/（kg·h），维持 BIS 在 40 ～ 60。切皮前给予帕瑞昔布钠 40 mg，术中根据血流动力学变化及 BIS 调整麻醉药物用量及给予相应的血管活性药物。手术历时 193 min，麻醉历时 225 min，术中出血 200 mL，输液 2000 mL，尿量 800 mL。手术结束患者清醒，自主呼吸恢复，潮气量 350 mL，呼吸频率 14 次 / 分，拔除气管导管，送入麻醉恢复室继续观察，30 min 后安返病房。手术结束给予 PCIA 48 小时。

麻醉后随访及转归：手术后第 1 日患者伤口疼痛程度轻度，NRS 评分为 3 ～ 4 分，调整手术后镇痛泵参数后疼痛缓解，NRS 评分为

1～3分。患者转归好，未见手术及麻醉相关严重并发症。手术后第13日出院。

病例分析

【病例特点】

患者为青年男性，发现布鲁氏菌感染1周，口服多西环素、利福平治疗，现布鲁氏菌抗体凝集试验阳性。ASA分级Ⅱ级。

【麻醉分析及讨论】

1. 布鲁氏菌性脊柱炎

布鲁氏菌性脊柱炎是布鲁氏菌病的并发症之一，发生率为2%～53%，发病节段以腰椎多见，其次为胸腰段，颈椎少见，病理表现主要为椎间盘的炎性改变。其临床表现为发热，可出现受累节段脊柱活动受限、疼痛，亦可出现神经系统主诉，包括感觉障碍、肌力下降等。该病诊断的金标准为血液细菌培养阳性。X线早期表现不明显，后期椎体或终板可呈模糊样变化，椎体可呈现"鸟嘴样"改变。CT可见新生骨与破坏病灶相融合所形成的"花边征"改变。MRI可见病变椎体和椎间盘T_1加权像低信号，T_2加权像与脂肪抑制像高信号，其冠状位可见椎旁脓肿或炎性组织呈"泪滴状"。药物治疗为主要治疗手段，主要以抗生素为主，包括多西环素、利福平、链霉素、头孢曲松及左氧氟沙星等，原则为早期使用、联合用药、足量足疗程。经保守治疗3个月无效者，可行手术治疗，其指征为：①经非手术治疗无法缓解腰背疼痛症状，或椎间盘破坏、椎间隙感染导致的顽固性腰痛；②椎管内硬膜外脓肿或炎性肉芽组织或坏死脱出的椎间盘组织压迫脊髓或神经根、马尾；③椎旁脓肿明显难以吸收；④椎体骨破坏灶大于 25px 或关节突破坏影响脊柱稳定性；⑤合并病理性骨折。

2. 麻醉注意事项

布鲁氏菌性脊柱炎患者行椎管内麻醉时，术前应重点关注穿刺部位有无感染病灶。若感染病灶位于穿刺点附近，应视为麻醉禁忌。若穿刺点附近存在骨质破坏，可能存在穿刺困难，有些患者因疼痛在摆体位时难以配合，也会给麻醉穿刺带来困难，麻醉医生应给予重视。必要时可行超声辅助，同时应做好穿刺失败改行全身麻醉的准备。

对于行全身麻醉的布鲁氏菌性脊柱炎患者，麻醉医生应明确患者的脊柱受累情况。对于布鲁氏菌感染累及颈椎的患者，麻醉医生术前应重点评估患者的头颈活动度，明确是否存在困难气道。对于布鲁氏菌感染累及胸椎的患者，麻醉医生术前应重点关注患者的呼吸是否受累。有些患者可能合并呼吸动度受限，有些患者可能合并肺不张或肺部感染。对于该类患者，麻醉医生应明确患者的呼吸功能，因此术前可行肺功能或血气检查。术中可行保护性通气策略以求最大限度地保护患者的呼吸功能。对于布鲁氏菌感染累及腰椎的患者，麻醉医生应明确患者术前是否合并神经压迫症状。有些患者合并下肢活动受限，术前应行下肢静脉超声以排除静脉血栓的风险。有研究表明，布鲁氏菌性脊柱炎患者行腰椎手术后，其疼痛强度大于一般腰椎术后患者，因此提倡行超前镇痛以最大限度地缓解患者的术后疼痛。

3. 围手术期感染的控制

布鲁氏菌病被我国列为乙类传染病，其根本的预防措施在于控制和消灭畜间布鲁氏菌病的流行、切断传播途径和对人群进行预防

133

接种。目前尚无证据证明有人与人之间的传播，但是对于布鲁氏菌阳性患者，尚不能完全确认其排出的病菌是否有活性。布鲁氏菌可以通过皮肤黏膜、消化道、呼吸道侵入机体而患病，因此对于医务工作者，应认真做好个人防护，严格执行七步洗手法，在诊疗过程中应严格执行无菌操作，医疗废物应妥善处理。对于病房及手术室应强化消毒意识。布鲁氏菌对光、热及常用的化学消毒剂较为敏感，日光照射或加热至 60 ℃、10～20 分钟可有效灭菌，对于室内物体进行表面擦拭消毒可以使用含氯消毒剂、酒精等临床常用消毒剂。

病例点评

近年来，随着人民生活水平的提高和畜牧业的发展，布鲁氏菌性脊柱炎患者呈现快速增长趋势，由于其早期症状不典型、病菌潜伏期长，导致此类患者失去保守治疗的机会，需手术治疗的患者逐年增加。对于此类患者要完善术前检查，仔细评估，做好充分的术前准备及麻醉预案。围手术期的感控及手术后疼痛的预防也是我们需要关注的重点。

【参考文献】

1. KHURANA S K, SEHRAWAT A, TIWARI R, et al. Bovine brucellosis—a comprehensive review. Vet Quart, 2021, 41（1）: 61-88.

2. 中国防痨协会骨关节结核专业分会，中国华北骨结核联盟，中国西部骨结核联盟. 布鲁氏菌性脊柱炎诊断及治疗专家共识. 中国防痨杂志，2022，44（6）: 531-538.

3. WILSON L A, ZUBIZARRETA N, BEKERIS J, et al. Risk factors for reintubation after anterior cervical discectomy and fusion surgery: evaluation of three observational

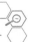

data sets. Can J Anaesth，2020，67（1）：42-56.

4. ALESSANDRI F，BILOTTA F. Lung protective ventilation strategy in major surgery：the ultrasound point of view. Minerva Anestesiol，2021，87（6）：625-626.

5. 张培楠，杨新明，张瑛，等 . 超前镇痛对腰椎布氏杆菌性脊柱炎患者术后镇痛效果的影响 . 中国骨与关节损伤杂志，2018，33（7）：3.

6. 王硕，郝晴晴，霍翠梅 . 人感染布病的途径及预防措施 . 当代畜牧，2022（2）：16-17.

（赵娜娜　牛少宁　整理）

病例 20
布鲁氏菌病患者盆腔肿物手术的麻醉管理

病历摘要

【基本信息】

患者，女性，42 岁，身高 157 cm，体重 68 kg。

主诉：发现左下腹包块伴反复发热 5 月余。

现病史：患者 5 个月前发现左下腹包块，质硬，可移动，无疼痛，无灼热感。5 个月前出现无明显诱因发热，初始为低温，体温约为 37 ℃，后体温逐渐升高，最高至 38 ℃，无寒战，无汗，无头痛，无咳嗽、咽痛，遂就诊于当地医院，诊断为布鲁氏菌病（具体诊断报告不详）。4 个月前再次就诊于当地医院，查腹部超声提示左下腹囊性回声，大小约 12.8 cm × 12.4 cm × 7.5 cm，经阴道超声检查提示左附件区囊性包块 15.4 cm × 9.9 cm × 10.5 cm。为求进一步诊治入我院。

既往史：平素健康状况良好，否认高血压、冠心病、糖尿病病史，否认其他传染病病史，否认食物、药物过敏史，否认手术、外伤史。

个人史：患者有母羊生产接触史，居住村中有布鲁氏菌病患者，否认吸烟、饮酒史，已婚，已育，育有 1 女。

【体格检查】

体温 36.9 ℃，脉搏 68 次 / 分，血压 132/73 mmHg，呼吸 18 次 / 分。神志清楚，精神正常。双肺呼吸音清，未闻及干湿啰音及胸膜摩擦音。心律齐，各瓣膜听诊区未闻及病理性杂音。双下肢无水肿。左下腹可触及巨大包块，质硬，可移动，无压痛及反跳痛。

【辅助检查】

术前检验报告

血常规：Hb 113 g/L，PLT 348×10^9/L，WBC 10.32×10^9/L；凝血组合：PT 13.1 s，PTA 86.6%，FIB 2.31 g/L；肝功能 + 肾功能 + 电解质：ALT 22.6 U/L，AST 19.5 U/L，K^+ 4.03 mmol/L，Na^+ 144.6 mmol/L，Ca^{2+} 2.12 mmol/L，URCA 71.5 μmol/L，Glu 5.9 mmol/L；布鲁氏菌凝集试验：阳性。

术前检查报告

胸片：两肺纹理重。

心电图：窦性心律，大致正常心电图。

超声心动图：左室舒张功能降低，左室射血分数 66%。

腹部超声：左下腹 12.8 cm × 12.4 cm × 7.5 cm 囊性回声。

经阴道超声：左附件区 15.4 cm × 9.9 cm × 10.5 cm 囊性包块。

下肢血管彩超：双下肢动脉未见异常，双下肢深静脉未见血栓形成。

【诊断】

布鲁氏菌病、左附件区包块。

【治疗经过】

术前治疗：①多西环素 0.2 g 口服，1 次 /d；②利福平 600 mg 口服，1 次 /d。

手术名称：腹腔镜探查术（左侧附件切除术）。

麻醉方法：全凭静脉麻醉。

麻醉过程：患者入室后，常规监测生命体征，血压 140/70 mmHg，脉搏 73 次 / 分，呼吸 17 次 / 分，血氧饱和度 97%，开放上肢外周静脉通路，局麻下行左桡动脉穿刺置管术并监测动脉血压（arterial blood pressure，ABP）。全身麻醉给予丙泊酚 1.5 mg/kg、舒芬太尼 0.3 μg/kg、苯磺顺阿曲库铵 0.15 mg/kg，快速诱导，经口明视插入 ID 7.0 号加强型气管导管，置入深度距门齿 21 cm，VCV：VT 450 mL，RR 12 次 / 分，I：E=1：1.5，呼气末二氧化碳分压（$P_{ET}CO_2$）35 ～ 45 mmHg。麻醉维持给予丙泊酚 2 ～ 4 mg/（kg·h）、瑞芬太尼 0.15 ～ 0.2 μg/（kg·min）、苯磺顺阿曲库铵 1.5 μg/（kg·min），维持适宜的麻醉深度。患者术中生命体征平稳，动脉血压维持在（120 ～ 142）/（65 ～ 78）mmHg，心率 60 ～ 78 次 / 分，血氧饱和度 100%。手术历时 52 min，麻醉历时 81 min，术中出血 100 mL，输液 1500 mL，尿量 400 mL。手术顺利，手术结束患者清醒，自主呼吸恢复，潮气量 300 mL，呼吸频率 16 次 / 分，拔除气管导管，送入麻醉恢复室继续观察，15 min 后安返病房。手术结束给予 PCIA 48 小时。

麻醉后随访及转归：手术后第 1 日患者伤口疼痛程度轻度，NRS 评分为 1 ～ 3 分，无恶心呕吐。未见麻醉相关并发症，手术后 12 天出院。

病例分析

【病例特点】

患者为中年女性，发现布鲁氏菌感染 5 个月，口服多西环素、利福平治疗，现布鲁氏菌抗体凝集试验阳性。ASA 分级Ⅱ级。

【麻醉分析及讨论】

1. 布鲁氏菌病的诊断

布鲁氏菌病是由布鲁氏菌引起的急、慢性人畜共患传染病。根据流行病学资料、职业及典型的临床表现即可拟诊断，即有疫区居住史、患畜接触史或从事畜牧工作的患者，可出现典型的布鲁氏菌病症状（反复发热）。血、脓液或骨髓等标本分离到布鲁氏菌即可确诊。

2. 布鲁氏菌感染累及的脏器病变

该病临床表现复杂多变、症状各异，轻重不一，呈多器官病变或局限某一局部。不仅可以累及脏器的间质细胞，还可损伤实质细胞。

（1）骨骼肌肉系统感染：该系统受累最为常见，可表现为关节持续性钝痛，反复发作持续数年。亦可有滑膜炎及脊椎病变，久病者可发生关节强直或挛缩，其中以脊柱受累最为多见，尤其是腰椎。可出现受累部位持续性腰痛及下背痛，局部压痛，叩击痛，伴肌肉痉挛、脊柱活动受限等症状。

（2）泌尿生殖系统感染：男性患者常见为睾丸炎及附睾炎，多为单侧病变。个别病例可出现鞘膜积液或肾盂肾炎，表现为一侧阴囊肿大、疼痛，可放射至同侧腹股沟及下腹部。出现肾盂肾炎患者可有尿频、尿急、尿痛等症状，其早期血肌酐、尿素氮正常，晚期可升高。女性患者常见卵巢炎、子宫内膜炎及乳房肿痛。患者可出

139

现局部一侧或双侧下腹部疼痛感，表现为隐痛、胀痛或者牵拉痛。

（3）神经系统感染：外周神经损伤多见，表现为神经痛、神经炎、神经根炎及神经丛神经炎等。中枢神经系统损害较少见，可有脑膜炎、脑膜脑炎及脑脊髓炎，患者可表现为头痛、脑膜刺激征、昏迷、惊厥等症状。

（4）肝脾感染：布鲁氏菌感染可引发肝脾大、肝脾脓肿或肝炎。患者可出现肝区疼痛，严重者可出现转氨酶升高、黄疸及脾功能亢进。

（5）呼吸系统感染：布鲁氏菌病的呼吸系统受累较为罕见，患者可并发气管炎、间质性肺炎、胸膜炎等。其表现主要有发热、咳嗽、咳痰、胸痛及呼吸困难等。

（6）心内膜炎：布鲁氏菌性心内膜炎发病较为罕见，但却是最严重的并发症，也是患者死亡的主要原因。近半数患者患有基础心脏病，如风湿性心脏病、主动脉瓣二叶瓣畸形、室间隔缺损、房间隔缺损等。最主要的症状是反复发热，大部分会出现气短、胸闷，最主要的体征是受累瓣膜区杂音。瓣膜赘生物多见于主动脉瓣，其次是二尖瓣，偶有主动脉瓣和二尖瓣联合受累及人工瓣膜瓣周漏，三尖瓣及肺动脉少见。

3. 麻醉注意事项

对于布鲁氏菌病手术要充分评估患者各脏器的受累情况，譬如骨骼肌肉系统病变，可能会造成穿刺困难；患者头颈活动受限，存在困难气道的风险。对于中枢神经系统感染的患者，应避免采用腰麻，若患者存在颅内高压，术中应避免血压过高以防形成脑疝。对于呼吸系统感染的患者，麻醉医生应明确患者的肺功能状态，必要时行肺功能检查。术中可采用保护性肺通气策略，尽可能地保护患者的肺功能。同时对于气道感染的患者，围手术期应警惕气道痉挛的风险。对于合并心内膜炎的患者，麻醉医生术前应明确患者心功能状态，同时还应明确患者是否合并基础心脏病。术前的心脏彩超检查至关重要，心脏彩超不仅可以评价患者的心脏结构，同时还可以发现心脏瓣膜上的赘生物，其对瓣膜赘生物检查的敏感性和特异性分别为 60% ～ 70% 和 90% ～ 94%。

📋 病例点评

　　布鲁氏菌病患者发病期间，合并其他疾病需手术治疗时，对于疾病特点及各脏器功能的评估尤其重要。因其可侵犯全身各个系统，给麻醉带来不小的挑战。麻醉医生应在术前明确患者的脏器受累情况，并根据不同的情况制定相应的麻醉方案。

【参考文献】

1. KHURANA S K, SEHRAWAT A, TIWARI R, et al. Bovine brucellosis–a comprehensive review. Vet Quart, 2021, 41（1）: 61-88.

2. HERMANNS H, EBERL S, TERWINDT L E, et al. Anesthesia considerations in infective endocarditis. Anesthesiology, 2022, 136（4）: 633-656.

3. JIANG H, O'CALLAGHAN D, DING J B. Brucellosis in China: history, progress and challenge. Infect Dis Poverty, 2020, 9（1）: 55.

4. 路丹，周玉杰，荆志成. 警惕布鲁病性心内膜炎. 中华心血管病杂志，2020，48（11）: 901-905.

（赵娜娜　程灏　整理）

病例 21
神经梅毒患者侧脑室腹腔
分流术的麻醉管理

【基本信息】

患者，女性，39 岁，身高 160 cm，体重 68 kg。

主诉：言语不清、右下肢无力 1 年。

现病史：患者 1 年前突发言语不清，主要表现为言语含糊不清、表达困难、语速减慢，无言语理解障碍，伴右下肢活动笨拙，不影响行走及站立。入院前 6 个月自觉言语不清加重，右下肢无力加重，右侧脚踝活动笨拙。2 个月前右侧脚踝活动完全受限，并伴有右下肢发凉、麻木感，同时伴有记忆力下降。

既往史：平素健康状况良好，否认高血压、冠心病、糖尿病病史，否认其他传染病病史，否认食物、药物过敏史，否认手术、外伤史。

个人史：无地方病疫区居住史，无传染病疫区生活史，有冶游史，否认吸烟、饮酒史，已婚，已育，育有 1 子 1 女。

【体格检查】

体温 36.9 ℃，脉搏 84 次 / 分，血压 110/67 mmHg，呼吸 16 次 / 分。神志清，精神差。双肺呼吸音清，未闻及干湿啰音及胸膜摩擦音。心律齐，各瓣膜听诊区未闻及病理性杂音。腹平坦，全腹无压痛及反跳痛。双下肢无水肿。

【辅助检查】

术前检验报告

血常规：Hb 110 g/L，PLT 330×10^9/L，WBC 4.81×10^9/L；凝血组合：PT 11.1 s，PTA 96.1%，FIB 1.36 g/L；肝功能：ALT 8.7 U/L，AST 15.5 U/L；肾功能 + 电解质：K^+ 4.13 mmol/L，Na^+ 137.6 mmol/L，Ca^{2+} 2.14 mmol/L，URCA 160.5 μmol/L，Glu 5.9 mmol/L；梅毒抗体：TPHA（+），TPPA（+）。

术前检查报告

头颅 MRI：脑积水、脑萎缩。

胸片：两肺纹理重。

心电图：窦性心律，大致正常心电图。

超声心动图：左室舒张功能降低，左室射血分数 66%。

下肢血管彩超：双下肢动脉未见异常，双下肢深静脉未见血栓形成。

【诊断】

神经梅毒、脑积水。

【治疗经过】

术前治疗：①头孢曲松钠 2 g 静脉滴注，1 次 /d；②泼尼松

10 mg 口服，2 次 /d。

手术名称：侧脑室腹腔分流术。

麻醉方法：全凭静脉麻醉。

麻醉管理：患者入室后，常规监测生命体征，血压 110/66 mmHg，脉搏 98 次 / 分，呼吸 12 次 / 分，血氧饱和度 97%，开放上肢外周静脉通路，局麻下行左桡动脉穿刺置管，监测动脉血压（arterial blood pressure，ABP），同时行动脉血气分析。全身麻醉给予丙泊酚 1.5 mg/kg、舒芬太尼 0.3 μg/kg、苯磺顺阿曲库铵 0.15 mg/kg，快速诱导，经口明视插入 ID 7.0 号加强型气管导管，置入深度距门齿 21 cm，VCV：VT 400 mL，RR 12 次 / 分，I：E=1：1.5，呼气末二氧化碳分压（$P_{ET}CO_2$）35 ～ 45 mmHg。术中动态监测血压、心电图、血氧饱和度、$P_{ET}CO_2$、BIS、体温、尿量。麻醉维持给予丙泊酚 2 ～ 2.5 mg/（kg·h）、瑞芬太尼 0.1 μg/（kg·min）、苯磺顺阿曲库铵 1.5 μg/（kg·min），维持 BIS 在 40 ～ 60，维持适宜的麻醉深度。患者术中生命体征平稳，ABP 维持在（90 ～ 120）/（55 ～ 78）mmHg，心率 90 ～ 102 次 / 分，血氧饱和度 100%。手术顺利。手术历时 83 min，麻醉历时 112 min，术中出血 10 mL，输液 1100 mL，尿量 400 mL。手术结束患者清醒，自主呼吸恢复，潮气量 350 mL，呼吸频率 14 次 / 分，拔除气管导管，送入麻醉恢复室继续观察，患者呼吸循环稳定，30 min 后安返病房。手术结束给予 PCIA 48 小时。

麻醉后随访及转归：手术后患者未诉特殊不适，予 NRS 评分，静息 NRS 评分 1 分，活动 NRS 评分 3 分，无恶心呕吐。未见麻醉相关并发症，手术后 12 天出院。

病例分析

【病例特点】

患者为青年女性，一般状态可，神志清楚。言语不清，右下肢无力，伴有记忆力下降，手术后认知功能障碍发生率较高。ASA 分级Ⅱ级。

【麻醉分析及讨论】

1. 神经梅毒的类型

神经梅毒是由梅毒螺旋体感染神经系统引起的疾病，可累及脑膜、颅内血管、脑实质及脊髓。目前认为，神经梅毒可发生于梅毒感染的任一阶段，而非传统意义上的三期梅毒。根据患者的临床表现，目前将神经梅毒分为 5 种类型，包括无症状型神经梅毒、脑膜炎型神经梅毒、脑血管型神经梅毒、脑实质型神经梅毒及树胶肿型神经梅毒，其中脑实质型神经梅毒又包括脊髓痨及麻痹性痴呆两种类型。一般早期的神经梅毒仅累及脑膜及脑血管，晚期可累及脑实质及脊髓。也有患者以累及多处系统起病，分型较为困难。

2. 神经梅毒的临床表现

神经梅毒不同的临床类型其临床表现各异。大部分患者感染梅毒螺旋体数年后才会出现神经系统损害表现。

（1）无症状型神经梅毒：没有典型的神经系统损害表现，通常以瞳孔异常作为仅有的体征。可表现为光反射消失，但调节反射存在。

（2）脑膜炎型神经梅毒：初期可表现为精神疲劳、食欲不振、头晕或嗜睡，如不及时治疗，可有头痛、发热、眼睛畏光、颈项强直及神经错乱的表现。

（3）脑血管型神经梅毒：累及的血管不同临床表现各异，可出现偏瘫、偏身感觉障碍、偏盲等症状，部分患者可出现眼底水肿、癫痫及脑梗死相应症状。

（4）脑实质型神经梅毒：通常起病较晚，且进展较为缓慢。

1）脊髓痨：主要表现为脊髓损伤的相关症状，如膝反射消失、踝反射消失、运动不协调、下肢针刺样或电击样疼痛、括约肌及性功能障碍、排尿排便异常等。部分患者可出现内脏危象，胃危象表现为突然胃痛，伴呕吐，持续数天，钡餐透视可见幽门痉挛；肠危象表现为肠绞痛、腹泻和里急后重；咽喉危象表现为吞咽和呼吸困难。

2）麻痹性痴呆：主要的精神表现为智能障碍、个性改变、痴呆等，神经系统表现为癫痫发作、卒中样发作。

（5）树胶肿型神经梅毒：可表现为相应的神经系统压迫症状，如偏瘫、感觉障碍、大小便失禁等。

3. 神经梅毒的并发症

梅毒螺旋体可以侵犯多种组织器官，可有多种多样的临床表现，其主要并发症如下。

（1）梅毒性心脏病：主要侵犯主动脉，初期表现为主动脉炎，然后主动脉扩大、主动脉瓣受损而出现主动脉瓣关闭不全；还能导致冠状动脉口变窄。临床上早期没有任何自觉症状，晚期可有心功能不全、心绞痛等表现。

（2）脑积水：若病变累及颅底脑膜，则可引起交通性脑积水、颅内压增高、多颅神经麻痹。

4. 麻醉注意事项

梅毒螺旋体感染本身不会对麻醉造成影响，麻醉医生应重点关注神经梅毒患者出现的相关症状，以预防或减轻其对麻醉造成的影响。

若患者术前存在精神方面的症状，麻醉医生应仔细评估患者的精神状态。有些患者精神症状较为严重，术前难以配合。对于此类患者，麻醉医生应注意有手术结束拔管困难的可能。若患者术前存在偏瘫，术前应检查患侧肢体血管超声以排除静脉血栓的风险。若患者术前合并有癫痫，麻醉医生应了解患者癫痫的类型以及有无服用抗癫痫药物。围手术期警惕癫痫发作，应避免使用某些诱发癫痫发作的麻醉药物，如依托咪酯等。由于抗癫痫药物可导致患者出现凝血功能障碍，麻醉医生术前应予以关注。若患者合并有脑梗死，应明确患者有无相应症状及患者平时的血压。术中应尽量维持患者的血压在基础值的 100% ～ 120%，以预防新发脑梗死，必要时可监测患者脑氧饱和度。术中应尽量维持液体平衡，避免低灌注，必要时及时输血以维持脑组织氧供充足。合并有脑积水或颅内树胶肿的患者，应明确患者是否合并有颅内高压。若患者有颅内高压，麻醉过程中应尽量保持循环平稳，避免因血压过高导致脑疝。对于合并梅毒性心脏病的患者，术前应充分评估患者的心功能。此外还需明确患者的心脏结构，尤其是各个瓣膜结构是否存在异常，必要时需请心内科会诊以明确风险。

　　梅毒螺旋体可通过血液传播，麻醉医生应增强自我保护意识。如为椎管内麻醉和神经阻滞麻醉，在摆好体位和定位后，换手套消毒，做局麻及透皮时，应尽量减少血液流出，及时用纱布擦拭，以减少污染的机会；如为全身麻醉，应使用一次性气管插管包及吸氧面罩，喉镜、螺纹管用后应及时清洗、消毒，手术间常规备纱布块或纸巾，以便及时擦拭患者呼吸道分泌物或呕吐物，减少感染机会。

病例点评

　　神经梅毒系梅毒侵犯脑膜、颅内血管、脑实质及脊髓所致的感染性疾病。脑积水是神经梅毒较为常见的并发症之一。本病例希望通过侧脑室腹腔分流术来减轻患者脑积水，采用的麻醉方式是全凭静脉麻醉，预后较为良好。该患者较为年轻，合并症较少，但仍需警惕神经梅毒造成的特殊症状给麻醉带来的风险。因此谨慎的术前评估至关重要，切不可因患者年纪较轻、合并症较少而掉以轻心，以求最大限度地保障患者围手术期的安全。

【参考文献】

1. PUJARI S S, KULKARNI R V, DUBERKAR D, et al. Neurosyphilis, a true chameleon of neurology. Ann Indian Acad Neurol, 2021, 24（4）: 566-572.

2. TUDDENHAM S, GHANEM K G. Neurosyphilis: knowledge gaps and controversies. Sex Transm Dis, 2018, 45（3）: 147-151.

3. CAI S N, LONG J, CHEN C, et al. Incidence of asymptomatic neurosyphilis in serofast Chinese syphilis patients. Sci Rep, 2017, 7（1）: 15456.

4. XIANG L, ZHANG T, ZHANG B, et al. The associations of increased cerebral small vessel disease with cognitive impairment in neurosyphilis presenting with ischemic stroke. Brain Behav, 2021, 11（6）: e02187.

5. GARG D, VIBHA D, PANDIT A K, et al. Neurosyphilis presenting as pure cerebellar ataxia: an atypical manifestation. BMJ Case Rep, 2019, 12（8）: e231058.

6. 秦开宇, 闫铄, 伍文清, 等. 以癫痫发作为临床表现的神经梅毒患者的临床特征. 中华实验和临床感染病杂志（电子版）, 2019, 13（4）: 348-351.

7. 秦开宇, 马小扬, 伍文清, 等. 梅毒合并脑梗死患者有无动脉粥样硬化危险因素的临床特征. 中华实验和临床感染病杂志（电子版）, 2018, 12（4）: 354-359.

8. BAI L, WANG M, PENG Y. Syphilitic aortitis causing severe bilateral coronary ostial stenosis. JACC Cardiovasc Interv, 2021, 14（7）: e65-e67.

笔记

（赵娜娜　赵丽琴　整理）

病例 22
多发合并症高龄梅毒患者机器人辅助胃癌根治术的麻醉管理

病历摘要

【基本信息】

患者，男性，72岁，身高175 cm，体重61 kg。

主诉：间断黑便、贫血7个月，发现胃占位5个月。

现病史：患者7个月前因脑梗死口服阿司匹林后间断出现黑便，无明显腹痛、里急后重等不适，未予重视。5个月前患者因脑梗死复查就诊于当地医院，血常规：Hb 68 g/L；全腹CT：胃窦区占位，考虑胃窦癌并胃周多发淋巴结转移；胃镜检查病理回报：胃窦近幽门恶性肿瘤，考虑中分化腺癌；胸部CT：双肺多发结节，双侧腋窝多发肿大淋巴结。因发现梅毒遂于我院就诊，电子胃镜检查手术后病理示胃窦、幽门腺黏膜组织内可见中分化腺癌浸润。化疗4个周期后，最近一次复查腹部 CT 示胃窦大弯侧结节较前缩小，腹腔淋巴结较前明显缩小。患者为求进一步诊治入院。患者自发病以来，精神、饮食、睡眠可，二便基本如常，体重无明显改变。

既往史：前列腺增生病史 20 余年，现口服非那雄胺治疗。2 型糖尿病病史 7 年余，口服格列美脲、阿卡波糖降糖，血糖控制可。脑梗死病史 7 个月，已行溶栓治疗，无后遗症。高脂血症病史 5 年，规律口服阿司匹林及阿托伐他汀，因消化道出血已停用阿司匹林。5 个月前发现梅毒抗体阳性，已行驱梅治疗。否认高血压、冠心病病史，否认其他传染病病史，否认食物、药物过敏史，否认手术、外伤史。

个人史：无地方病疫区居住史，无传染病疫区生活史，无冶游史，否认吸烟、饮酒史，已婚，已育。

【体格检查】

体温 36.3 ℃，脉搏 76 次 / 分，血压 117/61 mmHg，呼吸 20 次 / 分。神志清楚，全身皮肤黏膜颜色正常，全身浅表淋巴结未触及异常肿大。腹部平坦，未见胃、肠蠕动波，未见胃型，未见肠型；腹部柔软，未触及液波震颤，振水音阴性；全腹无压痛及反跳痛，腹部未触及包块，肝、脾、胆囊未触及，Murphy 征阴性，麦氏点无压痛；腹部叩诊呈鼓音，肝肺浊音界存在，位于右锁骨中线上第 5 肋间，移动性浊音阴性，肝区叩击痛阴性，双侧肾区无叩击痛，肠鸣音正常，4 ～ 6 次 / 分，全腹部未闻及血管杂音。肛门、外生殖器未见异常。

【辅助检查】

术前检验报告

血常规：WBC 2.95×10^9/L，RBC 2.82×10^9/L，Hb 91 g/L，HCT 27.9%；肝肾功能：TP 50.7 g/L，ALB 36.2 g/L，GLO 14.5 g/L，CHE 3541 U/L，Glu 7.2 mmol/L；凝血功能：D-D 3.58 mg/L；梅毒：

TRUST 阳性反应（1 ∶ 1），TPPA 阳性反应。

术前检查报告

胸片：心肺未见明显异常。经外周静脉穿刺的中心静脉导管（peripherallyinserted central catheter，PICC）置管术后。

超声心动图：主动脉瓣钙化伴少量反流，左室射血分数 72%。

颈部超声：双侧颈动脉多发斑块形成，右侧锁骨下动脉斑块形成。

下肢血管超声：双侧下肢动脉粥样硬化伴斑块形成，左侧小腿肌间静脉血栓形成。

【诊断】

胃恶性肿瘤、2 型糖尿病、高脂血症、陈旧性脑梗死、下肢深静脉血栓形成、反流性食管炎、梅毒、前列腺增生。

【治疗经过】

术前治疗：患者此次入院查血管超声提示左下肢肌间静脉血栓形成，右上肢静脉 PICC 置管术后，锁骨下静脉段血栓形成。血管外科会诊后拔除患者上肢 PICC；围手术期予积极抗凝治疗；予弹力袜。

手术名称：机器人辅助胃癌根治术。

麻醉方法：全凭静脉麻醉。

麻醉过程：患者入室神志清楚，开放外周静脉通路，常规监测生命体征，心电监护示心率 80 次 / 分，血压 123/62 mmHg，血氧饱和度 97%。局麻下行左桡动脉穿刺置管连续监测动脉血压及右颈内静脉穿刺置管监测中心静脉压（central venous pressure，CVP），持续 BIS 监测。麻醉诱导：依托咪酯 0.15 mg/kg、丙泊酚 1.0 mg/kg、舒芬太尼 0.25 μg/kg、苯磺顺阿曲库铵 0.15 mg/kg，可视喉镜引导下顺利置入 ID 7.5 号气管导管，VCV，吸入氧气（FiO$_2$ 40% ～ 100%），

VT 400～450 mL，RR 10～20次/分，I：E=1：（1.5～1：2），气道峰压＜30 cmH$_2$O，根据术中血气分析和呼气末二氧化碳分压（P$_{ET}$CO$_2$）调节呼吸参数。丙泊酚目标靶控输注（target controlled infusion，TCI）1.5～3.0 μg/mL 和瑞芬太尼 TCI 2.5～3.5 ng/mL，右美托咪定 0.4 μg/（kg·h），苯磺顺阿曲库铵 1.5 μg/（kg·min），维持 BIS 在 45～55。术中间断行动脉血气分析。使用加温后的液体、热风毯等维持患者体温。手术时间约 6 小时，过程顺利，术中维持心率在 60～85次/分，血压（100～140）/（60～90）mmHg，血氧饱和度 98%～100%，BIS 在 40～60。术中出血量 200 mL，尿量 1000 mL，共补液 2500 mL（500 mL 羟乙基淀粉 +2000 mL 乳酸钠林格液）。手术结束患者清醒后，咽反射、肌力恢复后拔除气管导管，给予 PCIA，转入麻醉恢复室，恢复室观察 1 小时后安全返回病房。

麻醉后随访及转归：患者手术后伤口有疼痛，NRS 评分为 3～5 分。调整手术后镇痛泵参数后疼痛缓解，NRS 评分为 1～3 分。患者转归良好，未见手术及麻醉相关严重并发症。手术后 15 天出院，嘱定期复查，于肿瘤科就诊评估手术后是否需要化疗。

📋 病例分析

【病例特点】

患者高龄，既往基础疾病较多，经历 4 次化疗，梅毒已行正规治疗。

【麻醉分析及讨论】

1.机器人辅助胃癌根治手术中，麻醉医生需要密切关注患者生理变化。实施机器人辅助手术时，多用 CO$_2$ 气体建立人工气腹。CO$_2$ 气腹时，CO$_2$ 吸收入血所致高碳酸血症及其产生的气腹压力对机体生理功能存在一定影响，主要表现在：①呼吸系统方面，会引起肺容量及顺应性降低、气道阻力增加、通气／血流异常、因通气不足而导致的低氧血症或高碳酸血症风险增加；②心血管系统方面，会导致全身血管阻力增加、下腔静脉受压、静脉回流降低、心排血量减少；③对肾脏的影响，气腹压会导致肾脏血流灌注减少、肾小球滤过率降低，最终引起尿量减少。

机器人上腹部手术会采用头高脚低位，通常倾角为 15° ～20°，体位变化会进一步影响患者的循环和呼吸系统，高龄患者及有心脏或肺部基础疾病的患者反应更为明显。在腹腔注气、术中牵拉脏器及患者体位改变时可导致一系列反应，及时调整麻醉用药，通过血管活性药物的作用维持术中循环平稳。此外，机器人手术中因气腹持续时间对凝血、纤溶系统活性及血管内皮细胞活性都有显著影响，对于内环境的影响也比较常见，极易发生高碳酸血症和酸中毒，麻醉医生应密切关注，定期监测血气、电解质、凝血等指标。

2. 在机器人辅助手术中，患者双臂固定于身体两侧，从头到脚覆盖多层手术单，过多的覆盖会影响麻醉医生对患者的观察与判断，所以在消毒铺手术单前，应将所有的管路、监护设备和患者的防护装置合理放置并加以固定，保护好眼睛、骶尾部等部位，防止长时间受压。由于患者旁放置了大量大型手术设备，机器人的机器手臂也占用很大空间，这些都会妨碍麻醉医生接近患者，但术中也要严密监测，防止如液体通路脱落、气管导管脱落等不良事件发生。

3. 本例患者高龄，既往有脑梗死病史、高血脂病史、梅毒感染史。梅毒螺旋体感染本身不会对麻醉造成影响，麻醉医生应重点关注梅毒患者出现的相关症状，以预防或减轻其对麻醉造成的影响。本例患者本身合并多种疾病，梅毒螺旋体易侵犯人体的各个系统，造成相关的系统并发症，但是早期症状不典型，大部分患者感染梅毒螺旋体数年后才会出现相关系统损害的表现。针对本例患者，术前检查提示有下肢静脉血栓，围手术期也要注意预防静脉血栓栓塞。药物预防、加压弹力袜、间歇性气压装置等措施都是围手术期常用的预防手段。

病例点评

近年，随着人口老龄化的到来，高龄患者感染梅毒者越来越常见。高龄患者本身就是围手术期管理的难点，加之梅毒感染对于全身多脏器不可逆的损害，尤其是心血管系统、神经系统，因而术前应完善相关检查，制定详尽的治疗方案。麻醉医生应对老年人的合并症、功能状态、心理状态和社会学特点进行多方位的评估，即老年状态全面评估（the comprehensive geriatric assessment，CGA），其中老年人的认知（cognition）、功能（function）、营养（nutrition）及衰弱（frailty）状态等情况都与围手术期不良事件发生率明显相关。术前还应针对心血管、呼吸、代谢及其他系统进行综合评估，充分考虑麻醉和手术风险，制定科学、全面、严谨、个体化的麻醉方案。

【参考文献】

1. REED A P，YUDKOWITZ F S. 临床麻醉病例. 李文志，邓小明，王国林，等译. 北京：北京大学医学出版社，2018：180-183.

2. OTI C，MAHENDRAN M，SABIR N. Anaesthesia for laparoscopic surgery. Br J Hosp Med（Lond），2016，77（1）：24-28.

3. 窦青瑜，袁益明，吴锦晖. 高龄老年人围术期风险管控与技术措施. 中华老年医学杂志，2020，39（7）：744-748.

（丁乔　牛少宁　整理）

病例 23
妊娠合并水痘患者剖宫产手术的麻醉管理

病历摘要

【基本信息】

患者，女性，29 岁，身高 165 cm，体重 75 kg。

主诉：孕 38^{+4} 周，发现水痘 8 天。

现病史：患者平素月经规律，5 天 /30 天，停经后出现轻度早孕反应，停经 40 天查尿 hCG（ + ）。孕早期无腹痛、阴道流血，无发热、皮疹及用药，无放射性物质接触史。停经 4 个月自觉胎动。患者正规孕期检查，孕 15^{+4} 周唐氏筛查低危，孕 24^{+3} 周 75 g 糖耐量试验正常。孕晚期患者未自觉双下肢水肿，无头晕、眼花等不适。孕期体重增加 14 kg。患者无下腹坠胀、腹痛、阴道流水，未见红。8 天前因发热于我院感染科诊断为水痘，目前体温正常，水痘结痂，今日以"孕足月，瘢痕子宫，待产"收入院。

孕产史：已婚，孕 4 产 1，2016 年因引产失败行剖宫产手术；2013 年行人工流产术 1 次。既往月经规律，量中等，无痛经。

既往史：否认其他重大疾病史，2016 年于外院行剖宫产手术。否认药物过敏史，否认输血史。

个人史：无地方病疫区居住史，无传染病疫区生活史，无冶游史，否认吸烟、饮酒史，已婚，已育。

【体格检查】

体温 36.5 ℃，脉搏 76 次 / 分，血压 110/61 mmHg，呼吸 18 次 / 分。一般情况良好，全身皮肤黏膜颜色正常，无黄染，皮肤温度正常，皮肤弹性正常。周身未见皮疹，未见淤点、淤斑及皮下出血，水痘部位皮肤已结痂。宫高 35 cm，腹围 99 cm，头位，胎心率 135 次 / 分，未见红，无破膜等先兆临产表现。

【辅助检查】

术前检验报告

血常规、肝功能、肾功能、电解质、凝血组合：大致正常；水痘 – 带状疱疹病毒抗体 IgM（进口）阳性。

术前检查报告

心电图：窦性心律，大致正常心电图。

下肢血管彩超：双下肢动脉未见异常，双下肢深静脉未见血栓形成。

【诊断】

孕 4 产 1、孕 38^{+4} 周、头位待产、剖宫产史的妊娠、水痘。

【治疗经过】

手术名称：子宫下段剖宫产术。

麻醉方法：硬膜外麻醉。

麻醉过程：患者入手术室一般状态良好，神志清楚，常规监测生命体征正常。患者取右侧卧位，观察操作部位皮肤无水痘结痂，无破损，穿刺部位及脊柱检查无椎管内麻醉绝对禁忌，选择硬膜外麻醉。于 $L_{3\sim4}$ 间隙行硬膜外穿刺置管操作过程顺利。经硬膜外导管给予 2% 利多卡因 5 mL，观察 10 分钟确认无全脊髓麻醉及局麻药毒性反应后，经硬膜外导管追加 0.75% 罗哌卡因 12 mL，10 分钟后测麻醉无痛平面达 T_{10}，遂开始行剖宫产手术，剖出一 3350 g 女活婴。羊水清亮，量 500 mL。胎盘、胎膜娩出完整，子宫收缩不良，于宫壁肌内注射卡前列素氨丁三醇 250 μg 后宫缩好转，手术顺利，术中输液 1100 mL，出血 150 mL，尿量 50 mL。新生儿出生后转儿科进一步观察。

麻醉术后随访及转归：手术后给予产妇静脉自控镇痛进行疼痛管理，安返病房，继续单独隔离，推迟哺乳时间。

病例分析

【病例特点】

患者为青年女性，在孕晚期确诊水痘，就诊时已在疾病恢复期，皮肤水痘已结痂，呼吸道传播性极低，但结痂部位的皮肤仍有传染性。

【麻醉分析及讨论】

水痘是一种急性传染病，由水痘 – 带状疱疹病毒引起，有极强的传染性。好发人群为未接种疫苗的儿童，或免疫功能低下的成人。其临床表现为向心性分布的斑疹、丘疹和水疱。该病具有自限性，多数患者经休息、对症治疗后，1 ～ 2 周痊愈；但部分患者尤其是免

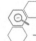

疫力低下者，可能发展为重症水痘或产生并发症，其并发症主要表现为继发细菌感染、肺炎、脑炎、肝炎、雷耶综合征等。孕妇感染水痘后，可能会发生严重的并发症，同时水痘病毒还可通过胎盘感染胎儿。妊娠不同阶段，病毒对胎儿的影响也有所不同。在妊娠早期和中期，孕妇感染水痘，可引起胎儿先天性异常，主要表现为皮肤瘢痕形成、四肢发育不全、小头畸形等，被称为先天性水痘综合征。妊娠晚期感染水痘，不会导致胎儿发育异常，但可能导致早产或新生儿感染水痘。

水痘肺炎是水痘最严重的并发症，通常在发病后 3 ～ 5 天出现。在感染水痘病毒的成人中，水痘肺炎的发病率为 5% ～ 15%。在抗病毒治疗之前，65% 的水痘感染孕妇患有水痘肺炎，水痘肺炎的临床表现通常包括发热、呼吸急促、咳嗽、胸膜痛和咯血。典型胸部 X线表现为双侧结节性浸润和间质性肺炎。

对水痘孕妇行剖宫产手术的麻醉方式选择一直是有争议的。由于有引起水痘肺炎的风险，有些麻醉医生建议避免气管插管（全身麻醉）。但对于后背大面积病变或者穿刺部位有水痘的患者，还是尽量选择全身麻醉。尽管患者水痘已结痂，为水痘恢复期，呼吸道传染性极低，但结痂部位的皮肤仍有传染性，主要为接触性传播。

椎管内麻醉是剖宫产手术常见的麻醉方式，但在水痘急性感染期进行椎管内操作可能会导致病毒进入中枢神经系统，引发水痘脑炎或脑膜炎。在手术后出现神经系统症状时，很难区分是由水痘还是硬脊膜穿刺引起的。理论上，硬膜外麻醉比蛛网膜下腔麻醉有优势，因为不刺破硬脊膜，可以减少将病毒带入中枢神经系统的风险。然而，这种理论上的优势在实际操作中并不确定，因为硬膜外针是空心的，型号也比较大，可能引入更多的病毒量，而且硬膜外麻醉操作也有误穿破硬脊膜的风险。有研究报道，在水痘患者剖宫产术前应用免疫球蛋白或阿昔洛韦抗病毒治疗后进行椎管内麻醉，未见神经系统相关并发症。

水痘患者在住院期间要单独隔离，应避免或尽量减少医务人员与感染患者的接触。新生儿出生后应尽快转入专科，严密观察是否有水痘性肺炎和新生儿水痘等并发症的发生，一旦发生，尽早进行抗病毒治疗。

病例点评

水痘患者的麻醉方式选择要具体情况具体分析，必要时请感染科会诊评估，在保证孕妇、胎儿安全的前提下，选择合适的分娩时机、分娩方式。医护人员、其他病患也要注意隔离防护，避免院内感染。

【参考文献】

1. JANARDHAN A L, GUPTA N, PRAKASH S, et al. Anesthetic management of a parturient with varicella presenting for cesarean delivery. Int J Obstet Anesth, 2016, 28: 92-94.

2. MÜLLEGGER R R, HÄRING N S, GLATZ M. Skin infections in pregnancy. Clin Dermatol, 2016, 34 (3): 368-377.

3. DENNY J T, ROCKE Z M, MCRAE V A, et al. Varicella pneumonia: case report and review of a potentially lethal complication of a common disease. J Investig Med High Impact Case Rep, 2018, 6: 2324709618770230.

4. BHAT R, KAMATH N S, RAO R, et al. Varicella pneumonia masquerading as interstitial lung disease: non-specific interstitial pneumonitis. SAGE Open Med Case Rep, 2021, 9: 2050313X211059293.

（丁乔　程灏　整理）

病例 24
糖尿病合并足坏疽患者
截肢手术的麻醉管理

病历摘要

【基本信息】

患者，男性，70岁，长期卧床，身高体重无法测量。

主诉：左足红肿疼痛3个月，足趾溃烂变黑2周。

现病史：患者3个月前劳累后出现左足趾红肿疼痛，局部皮肤温度升高，于当地医院就诊考虑为糖尿病足，给予调控血糖及改善循环药物治疗，未见明显好转。后于外院进行药物泡脚、外用"湿润烧伤膏"治疗，病情无好转并有进行性加重。2周前出现足趾发黑干瘪、感觉及运动功能丧失等情况。为进一步治疗来我院就诊。门诊以"左足干性坏疽"收入院。患者自发病以来，精神可，饮食、二便如常。

既往史：高血压病史 10 年，口服苯磺酸氨氯地平 10 mg/d、坎地沙坦 12 mg/d、氢氯噻嗪 50 mg/d、富马酸比索洛尔 2.5 mg/d、阿司匹林 100 mg/d，血压控制可。糖尿病病史 20 年，口服拜糖平 50 mg 每日 3 次、格列喹酮 30 mg 每日 3 次，血糖控制不佳。否认冠心病病史，否认其他传染病病史，否认食物、药物过敏史，否认输血史。

个人史：无地方病疫区居住史，无传染病疫区生活史，无冶游史，否认吸烟、饮酒史，已婚，已育。

【体格检查】

体温 36.1 ℃，脉搏 76 次 / 分，血压 130/70 mmHg，呼吸 18 次 / 分。一般状况可，神志清，双肺呼吸音清，未闻及啰音，心浊音界不大，律齐，无杂音。左足拇趾至小趾呈干性坏疽，各趾尖至跖趾关节呈黑色，趾体干瘪无弹性。跖趾关节至踝上 3 cm 处皮肤红肿，张力较高，足背侧约 5 cm×3 cm 皮肤发黑，干性坏疽，全足皮温高，无明显渗出，表面涂布"湿润烧伤膏"，有药膏特有气味，未闻及特殊臭味。全足感觉差，足背动脉、胫后动脉搏动均未触及，小腿发凉，感觉减退，腘动脉搏动未触及。膝、踝关节活动尚可，各趾运动功能已完全丧失。

【辅助检查】

术前检验报告

血常规：WBC 10.8×10^9/L，NE% 86.80%，Hb 118 g/L，PLT 4.37×10^9/L；Glu 27.1 mmol/L。

肝功能、肾功能、电解质、凝血组合：大致正常。

术前检查报告

胸片：心肺未见明显异常。

心电图：窦性心律，正常心电图。

超声心动图：肺动脉瓣、主动脉瓣及二尖瓣少量反流，主动脉瓣叶钙化，左室射血分数 78%。

双侧下肢动脉超声：双侧下肢动脉硬化斑块形成，双侧股浅动脉、胫前后动脉重度狭窄。

双侧下肢静脉超声：双侧下肢深静脉未见血栓。

双下肢动脉造影：双侧股动脉、腘动脉管壁环形钙化，增强扫描右侧下肢动脉显示清晰，左侧股动脉、腘动脉节段性低密度充盈缺损，远端动脉无明显异常。双侧下肢动脉管壁钙化。左侧股动脉、腘动脉局部栓塞。

【诊断】

左足糖尿病足坏疽感染、双下肢动脉血管闭塞、2 型糖尿病、高血压。

【治疗经过】

术前治疗：患者诊断明确，左足 1 ～ 5 趾坏疽，足趾至足部踝上 3 cm 存在感染，肢体已无保肢可能，且坏死肢体如不行手术截除，有造成感染蔓延、全身感染，毒素吸收入血导致全身中毒及影响肝肾功能的可能。截肢手术指征明确。患者血糖控制较差，请内分泌科会诊后予生物合成人胰岛素注射液睡前 10 U，重组人胰岛素注射液 R 早 10 U、午 8 U、晚 8 U，餐前 30 分钟皮下注射胰岛素强化治疗。

手术名称：左小腿截肢术。

麻醉方法：硬膜外麻醉。

麻醉过程：患者入手术室一般状态良好，神志清楚，常规监测生命体征正常。开放外周静脉通路，面罩吸氧。患者取右侧卧位，穿刺部位及脊柱检查无椎管内麻醉绝对禁忌，选择硬膜外麻醉。$L_{2\sim3}$ 间隙行硬膜外穿刺置管，操作过程顺利。经硬膜外导管给予 2%

利多卡因 3 mL，观察 10 分钟确认无全脊髓麻醉及局麻药毒性反应后，经硬膜外导管追加 0.75% 罗哌卡因 7 mL，10 分钟后测麻醉无痛平面达 T_{12}，术中测血糖 9.3 mmol/L，手术顺利，麻醉平稳。术中输液 1500 mL，出血 50 mL，尿量 100 mL。手术结束安返病房。

麻醉术后随访及转归：手术后给予患者硬膜外自控镇痛进行疼痛管理。经抗炎、胰岛素控制血糖，白蛋白、氨基酸等营养支持促进伤口愈合等治疗，未见麻醉相关并发症，顺利出院。

病例分析

【病例特点】

患者为老年男性，既往有高血压、糖尿病病史，因血糖控制欠佳，出现下肢坏疽感染。

【麻醉分析及讨论】

坏疽是指因感染、血栓或其他原因缺乏血液循环造成身体组织坏死和腐烂的症状。糖尿病足坏疽是糖尿病的严重并发症，是糖尿病患者合并神经病变及不同程度的血管病变导致的。长期血糖过高，致大血管动脉硬化及微循环病变，造成局部组织缺血、缺氧；周围神经病变引起皮肤感觉异常或缺失；自主神经病变引起汗腺分泌减少，皮肤干燥易裂；血浆蛋白缺乏使血液的杀菌和抑菌能力都低于正常；组织对外来刺激反应能力也降低。同时高血糖易导致免疫功能低下，破损处皮肤细菌容易繁殖，从而继发感染。糖尿病足坏疽患者往往伴有严重的心血管疾病、脑血管疾病、肺部感染、肝肾功能不全等合并症，给麻醉选择带来很大困难。

糖尿病截肢手术患者术前可能已经长期卧床导致体质非常虚弱，

因此术前全方面地评估患者状况非常重要。少数患者因坏死组织感染而继发败血症，而截除感染部位是治疗的唯一方法，可适当放宽麻醉禁忌，不能因为严重感染而取消手术。

术中的麻醉管理也要注意以下几个方面：①长期高血糖会导致自主神经功能失调，这类患者全身麻醉诱导时易出现低血压，因此诱导时的麻醉药物应酌情调整剂量。自主神经功能失调进一步加重时，会导致迷走神经和心脏交感神经的去神经化，患者可能出现对阿托品、β 肾上腺素受体阻断药调整心率的作用不敏感。②慢性高血糖会损害肠道神经节细胞，导致胃排空延缓，麻醉诱导期间的误吸风险大大增加。因此对于此类患者手术前可应用胃酸中和剂，准备好饱胃的预防措施，麻醉采用快速顺序诱导。③糖尿病肾病患者常合并高钾血症、代谢性酸中毒，严重者也会出现贫血和继发于尿毒症的血小板功能紊乱，因此，术中监测血糖，定期复查血气分析、电解质非常重要。

许多患者术前因疼痛或不适，可能已在大剂量应用阿片类药物，因此，手术后区域镇痛可能比静脉注射阿片类药物能提供更好的镇痛效果。

下肢截肢患者手术后会遭受两种慢性疼痛：残肢痛和幻肢痛。残肢痛的原因通常是由于瘢痕组织、伤口、骨质异常等因素。相比之下，幻肢痛的发病机制尚不完全清楚，主流观点认为，截肢时切断主要感觉神经会剥夺这些神经的功能，由此产生的炎症和瘢痕会导致幻肢痛。40% ～ 80% 的截肢者遭受慢性残肢痛和（或）幻肢痛，大大影响患者手术后康复锻炼。

残肢痛可用传统的镇痛技术治疗，而幻肢痛对常规治疗无反应，这些患者需针对慢性疼痛进行治疗。近年来，周围神经技术如定向肌肉再植和周围神经界面再生等有望大大改善截肢患者的疼痛和功能预后。这两种技术优于传统的牵引神经切除术，因为它们允许神经轴突顺行生长进入受体目标，为被切断的感觉神经提供了支配的东西。所以了解哪些神经参与了慢性疼痛及其机制，就可以在截肢手术时优化处理神经，减轻患者手术后疼痛。对于这些手术应该针对哪些神经，目前尚无指导意见。

病例点评

糖尿病足截肢患者的围手术期血糖调控是一个难点，既不能因严格遵守围手术期血糖标准暂停手术，使患者坏死组织感染进一步加重，也不能因过高的血糖引发糖尿病相关并发症。另外麻醉中要严格遵守无菌操作，椎管内穿刺忌反复多次，以防引发感染。

【参考文献】

1. BUCHHEIT T, VAN DE VEN T, HSIA H L, et al. Pain phenotypes and associated clinical risk factors following traumatic amputation: results from veterans integrated pain evaluation research (VIPER). Pain Med, 2016, 17 (1): 149-161.

2. ALEXANDER J H, JORDAN S W, WEST J M, et al. Targeted muscle reinnervation in oncologic amputees: early experience of a novel institutional protocol. J Surg Oncol, 2019, 120 (3): 348-358.

3. VALERIO I L, DUMANIAN G A, JORDAN S W, et al. Preemptive treatment of phantom and residual limb pain with targeted muscle reinnervation at the time of major limb amputation. J Am Coll Surg, 2019, 228 (3): 217-226.

4. DUMANIAN G A, POTTER B K, MIOTON L M, et al. Targeted muscle reinnervation treats neuroma and phantom pain in major limb amputees: a randomized clinical trial. Ann Surg, 2019, 270 (2): 238-246.

5. BOWEN J B, RUTER D, WEE C, et al. Targeted muscle reinnervation technique in below-knee amputation. Plast Reconstr Surg, 2019, 143（1）: 309-312.

6. SALMINGER S, STURMA A, ROCHE A D, et al. Outcomes, challenges, and pitfalls after targeted muscle reinnervation in high-level amputees: is it worth the effort? Plast Reconstr Surg, 2019, 144（6）: 1037e-1043e.

7. CHANG B L, MONDSHINE J, FLEURY C M, et al. Incidence and nerve distribution of symptomatic neuromas and phantom limb pain after below-knee amputation. Plast Reconstr Surg, 2022, 149（4）: 976-985.

（丁乔 程灏 整理）

病例 25
尖锐湿疣患者刮宫术的麻醉管理

📋 病历摘要

【基本信息】

患者，女性，25 岁，身高 168 cm，体重 62 kg。

主诉：妊娠 19^{+5} 周，要求终止妊娠。

现病史：患者 4 个月前于当地医院行无痛人工流产术，手术后未避孕，未恢复月经来潮。3 个月前出现恶心、呕吐等早孕反应，未予重视。12 天前 B 超提示宫内孕 18 周。今日以"要求终止妊娠"收入院。

孕产史：未婚，未避孕，4 个月前于外院行人工流产术，月经初潮年龄 13 岁，周期 5 ～ 6 天 /30 天，月经规律，量中等，无痛经。

既往史：否认其他重大疾病史，3 个月前诊断尖锐湿疣，于当地

167

医院行光动力治疗，1周前于我院皮肤科行微波治疗。否认药物过敏史，否认输血史。

个人史：无地方病疫区居住史，无传染病疫区生活史，无冶游史，否认吸烟、饮酒史，未婚，未育。

【体格检查】

体温36.5℃，脉搏72次/分，血压104/70mmHg，呼吸18次/分。一般情况良好，心肺检查无异常。腹软，稍膨隆，无压痛，肝脾未触及，肝区无叩痛，腹水征（−）。妇科检查：外阴已婚未产，散在少许疣状赘生物，治疗创面新鲜。阴道通畅，两侧阴道壁可见多个乳头状突起，最大1cm，分泌物量多，无明显异味。宫颈光滑，无肥大糜烂。子宫前位，质中，大小如孕19周，宫高脐下一指。胎心140次/分。附件未查及异常。

【辅助检查】

术前检验报告

血常规、肝功能、肾功能、电解质、凝血组合：大致正常。

术前检查报告

胸片：心肺未见异常。

心电图：窦性心律，大致正常心电图。

【诊断】

中期妊娠引产（计划生育），孕2产0、孕19周，妊娠合并尖锐湿疣。

【治疗经过】

术前治疗：患者入院后完善各项术前检查，未见明显异常。在无菌操作下行依沙吖啶羊膜腔内注射引产，过程顺利。随后予间苯三酚软化宫颈。予依沙吖啶72小时后患者未临产，考虑引产失败。

改米索前列醇药物引产。入院后第 6 天胎儿娩出阴道外口，胎盘娩出完整，胎膜不全。复查子宫附件超声示产后子宫宫内混合回声，不全纵隔子宫？

手术名称：清宫术。

麻醉方法：全凭静脉麻醉。

麻醉过程：患者入手术室神志清楚，常规监测生命体征平稳。开放外周静脉通路。面罩吸氧，予舒芬太尼 5 μg、丙泊酚 120 mg、格拉司琼 5 mg 后睫毛反射消失，开始手术，术中间断推注丙泊酚 20 mg，手术顺利，术中输液 500 mL，出血 10 mL。手术结束患者神清，观察无不良反应后安返病房。

麻醉手术后随访及转归：患者生命体征平稳，未见麻醉相关并发症，翌日出院。

病例分析

【病例特点】

患者为青年女性，妊娠合并尖锐湿疣，先后两次行激光治疗。术前实验室检查大致正常。

【麻醉分析及讨论】

尖锐湿疣是一种由人乳头瘤病毒（human papilloma virus，HPV）引起的以疣状病变为主的性传播疾病。HPV 分为 100 多种亚型，引起尖锐湿疣的病毒主要是 HPV 6 型和 11 型。本病好发于外生殖器及肛门周围等部位。其临床表现复杂多样，根据疣体形态分为菜花型尖锐湿疣、巨大型尖锐湿疣、结节型尖锐湿疣、丘疹型尖锐湿疣和角化型尖锐湿疣。根据皮损类型分为尖锐湿疣、巨大尖锐湿疣、鲍

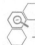

温样丘疹病三种类型。诱发因素包括多个性伴侣、高风险性行为、免疫力低下（HIV 感染、服用免疫抑制药）、吸烟。其中，HIV 阳性患者的肛门生殖器疣更容易复发以及有更高的恶性转化风险。

尖锐湿疣的传播途径有三种：性接触传播、间接接触传播、母婴垂直传播。几乎都是通过性传播，通过接触被 HPV 感染的皮肤或黏膜而感染，孕妇也可垂直传播给新生儿，也可通过患者污染物和妇科检查设备传播，如超声探头等。

大多数尖锐湿疣的临床诊断是基于其特有的形态和部位。只有一小部分病例需要进行实验室检查，包括皮肤镜、醋酸白试验、组织病理检查。

治疗包括药物治疗（咪喹莫特乳膏、鬼臼毒素凝胶、赛儿茶素软膏）、光动力治疗、激光治疗、冷冻疗法、免疫疗法、手术治疗。

在激光消融和超声刀手术中，利用能量破坏组织，会产生手术烟雾等副产物。这些烟雾中可能含有活的细胞和病毒。已有研究证实，HPV 可存在于这种烟雾中。动物研究表明，HPV 可通过外科手术产生的烟雾在个体之间传播。实际的临床工作中，在外科医生的鼻咽部已经发现有手术烟雾 HPV 的存在。

手术烟雾中的大多数粒子直径小于 1.1 μm，病毒直径大小 0.01 ~ 0.3 μm。标准的外科口罩能够过滤直径约 5 μm 的颗粒，不足以过滤手术烟雾中的大多数颗粒。因此，在对尖锐湿疣这类患者进行手术时，医务人员应佩戴 N95 级或更高级别的口罩抵御手术烟雾中的 HPV 颗粒。

除了个人防护设备，手术室的层流过滤净化系统也可保护手术室工作人员免受手术烟雾的影响。手术中使用负压吸引器吸收手术烟雾，手术室墙壁吸收排烟装置中使用过滤器，均能有效减少手术烟雾导致的病毒扩散。

因此，在对尖锐湿疣患者进行手术时，推荐医护人员使用 N95 口罩、面屏做好自身防护。术中注意对手术间进行排气通风，手术后及时对手术间物品、器械等进行消毒。

病例点评

尖锐湿疣患者常合并多种传染性疾病，术前应完善传染病筛查。对于进行抗病毒或免疫治疗的患者，要密切关注其肝肾功能及自身免疫情况，选择合适的麻醉药物及方法，同时还需关注患者的心理状况。医护人员要做好术中自身防护。

【参考文献】

1. HIRTH J. Disparities in HPV vaccination rates and HPV prevalence in the United States: a review of the literature. Hum Vaccines Immunother, 2019, 15 (1): 146-155.

2. PETCA A, BORISLAVSCHI A, ZVANCA M E, et al. Nonsexual HPV transmission and role of vaccination for a better future (Review). Exp Ther Med, 2020, 20 (6): 186.

3. WIELAND U, KREUTER A. Genital warts in HIV-infected individuals. Hautarzt, 2017, 68 (3): 192-198.

4. PALMA S, GNAMBS T, CREVENNA R, et al. Airborne human papillomavirus (HPV) transmission risk during ablation procedures: a systematic review and meta-analysis. Environ Res, 2021, 192: 110437.

5. SINDHUJA T, BHARI N, GUPTA S. Asian guidelines for condyloma acuminatum. J Infect Chemother, 2022, 28 (7): 845-852.

6. LIU Y, SONG Y, HU X, et al. Awareness of surgical smoke hazards and

笔记

enhancement of surgical smoke prevention among the gynecologists. J Cancer, 2019, 10（12）：2788-2799.

7. ZHOU Q, HU X, ZHOU J, et al. Human papillomavirus DNA in surgical smoke during cervical loop electrosurgical excision procedures and its impact on the surgeon. Cancer Manag Res, 2019, 11：3643-3654.

8. PANTEL H J, EINARSDOTTIR H M, REDDY V B, et al. Should respiratory protection be used in all anorectal operations that generate smoke? Dis Colon Rectum, 2020, 63（9）：1183-1184.

（丁乔　赵丽琴　整理）

病例 26
新型冠状病毒感染患者剖宫产手术的麻醉管理

病历摘要

【基本信息】

患者，女性，29 岁，身高 165 cm，体重 65 kg。

主诉：停经 37^{+5} 周，发热 1 日，新型冠状病毒核酸检测阳性半天。

现病史：患者平素月经基本规律，4 天 /30 天，末次月经 2021 年 8 月 28 日，预产期 2022 年 6 月 4 日。停经后 36 天查尿 hCG（＋），无明显早孕反应。孕早期无腹痛及阴道出血，无发热、皮疹及口服药物史，无放射性物质接触史。患者于北京市某医院建档，正规孕期检查。停经 12^{+6} 周行超声检查，NT 1.7 mm，CRL 7.6 cm，核对孕周相符。孕 17^{+2} 周行唐氏筛查低风险。孕 4^{+} 月自觉胎动。孕 21^{+} 周行超声排畸检查未见异常。孕 25^{+} 周行口服葡萄糖耐量试验，检查结

173

果为 4.32 mmol/L（空腹）、8.08 mmol/L（餐后 1 小时）、4.34 mmol/L（餐后 2 小时）。孕晚期患者未自觉双下肢水肿，无头晕、眼花等不适。患者今日上午出现发热，体温 37.8 ℃，伴咽痛，下午由 120 闭环转运至另一医院发热门诊，体温最高达 38.5 ℃，感头疼，未用药，采集鼻咽拭子，报告新型冠状病毒核酸检测结果阳性。患者入院测体温 38.3 ℃，伴头疼、咽痛，无头晕、眼花、乏力，无咳嗽、咳痰，无鼻塞、流涕，无嗅觉、味觉减退。自觉今日胎动稍减少，无下腹坠胀、腹痛，无阴道流血及流液。为进一步诊治，由 120 转至我院。患者孕前体重 50 kg，孕前 BMI 18.37 kg/m²，孕期体重增加 15 kg。

孕产史：孕 2 产 1，2018 年 10 月自娩一足月女活婴，出生体重 3250 g，现体健，2021 年胚胎停育行清宫一次。

既往史：平素健康状况良好，否认其他传染病病史。

【体格检查】

体温 38.3 ℃，脉搏 123 次 / 分，血压 123/66 mmHg，呼吸 23 次 / 分，BMI 23.88 kg/m²。神志清楚，全身皮肤黏膜颜色正常，无黄染，心肺听诊（－），双下肢无水肿。产科检查无异常。

【辅助检查】

术前检验报告

血常规：WBC 6.45×10^9/L，NE% 88.7%，LY% 3.1%；CRP ＜ 0.499 mg/L；新型冠状病毒核酸鼻咽拭子初筛阳性，复核结果 Ct 值为：*ORF* 22.16/20.18，*N* 18.40/17.94，*E* 20.36/19.28；其余实验室检查无异常。

术前检查报告

心电图：窦性心律。

【诊断】

新型冠状病毒感染（轻型）、孕 3 产 1、孕 37⁺⁵ 周头位待产。

【治疗经过】

手术名称：子宫下段横切口剖宫产术。

麻醉方法：腰硬联合麻醉。

麻醉过程：麻醉前准备，防护措施采取在标准预防措施的基础上严密防护，麻醉医师戴医用防护口罩，穿防护服，戴护目镜及防护面屏、双层乳胶手套，穿一次性防渗隔离衣、靴式防水鞋套。开启负压手术室。术前按照静脉全身麻醉备齐药品及设备，并做好抢救药品和设备的准备工作。患者佩戴外科口罩入室后，继续佩戴口罩给予常规吸氧，常规监护心电图、血压、血氧饱和度等，开放外周静脉通路，行左侧卧位 $L_{3\sim4}$ 腰硬联合麻醉。腰麻给予 0.5% 罗哌卡因 12 mg，置入硬膜外管顺利，深度为 4 cm，平卧位疼痛麻醉平面达到 T_6，麻醉效果满意，麻醉期间通过补液和血管活性药物维持血流动力学稳定，术中顺利剖出一女活婴，过程顺利。新生儿 1 分钟、5 分钟 Apgar 评分分别为 9 分、10 分。后将胎儿置入保温箱隔离。胎儿娩出后立即给予缩宫素 10 U 静脉滴注，宫缩可，手术顺利，手术时间 55 min，麻醉时间 79 min。术中出血量 400 mL，术中输注乳酸钠林格液 600 mL，羟乙基淀粉 500 mL。术中维持血压稳定在（95 ～ 135）/（69 ～ 82）mmHg，心率 89 ～ 105 次 / 分，SpO_2 维持在 95% ～ 99%（面罩吸氧 6 L/min）。手术结束后拔除硬膜外导管，返回隔离病房。

病例分析

【病例特点】

患者为青年女性，结合患者流行病学史、临床症状、体征、实验室检查结果，诊断新型冠状病毒感染（轻型）、孕 3 产 1、孕 37^{+5} 周头位待产成立。新型冠状病毒的感染，易导致胎盘功能不全和一些产科并发症，增加产妇围手术期的风险，因此在强调防护的同时，保证患者与新生儿的安全也十分重要。

【麻醉分析及讨论】

研究发现，感染新型冠状病毒的孕产妇可能出现剖腹产、早产和其他产科不良妊娠结局。这些发现可能与怀孕期间的免疫抑制状态有关。关注孕产妇肺部状况对胎儿的可能影响，确定适当的分娩时机、分娩方式和防护等级。在本病例中，产妇伴有发热，自觉胎动减少，我院产科医生监测胎心异常，因此启动急诊剖宫产手术。新型冠状病毒感染的产妇与普通成年患者具有相似的临床、实验室和影像学特征。病毒可侵袭和破坏胎盘，增加胎盘通透性，但尚无有力证据证明病毒可垂直传播给胎儿，然而必须采取措施，避免因为手术室环境长时间接触而增加感染机会。新生儿断脐后尽快经保温箱转运至隔离病房。

新型冠状病毒感染产妇围手术期麻醉管理优化的关键在于维持氧合充足和循环平稳。椎管内麻醉目前认为是安全的，避免选择全身麻醉。对于椎管内麻醉应尽量避免咳嗽和低血压，注重操作的稳定性和精确性。但在防护服下操作会严重影响医务人员的准确性。

严密的防护，应从环境、人员和物品各方面进行严格控制。明确诊断感染新型冠状病毒的孕产妇，分娩应在隔离产房或负压手术间进行，限制医务人员数量，并尽力安排经验丰富的麻醉医师。

病例点评

新型冠状病毒感染流行期间，为了防止污染，建议模拟工作流程，并创建专用套件，配备分娩镇痛和剖宫产分娩所需的设备和药物。产科、麻醉科、新生儿科、感控科和重症科应多学科联合进行感染控制和母婴管理，有利于将感染风险最小化，同时优化临床安全。

【参考文献】

1. KHOURY R, BERNSTEIN P S, DEBOLT C, et al. Characteristics and outcomes of 241 births to women with severe acute respiratory syndrome coronavirus 2 (SARS-CoV-2) infection at five New York City medical centers. Obstet Gynecol, 2020, 136 (2): 273-282.

2 ALLOTEY J, STALLINGS E, BONET M, et al. Clinical manifestations, risk factors, and maternal and perinatal outcomes of coronavirus disease 2019 in pregnancy: living systematic review and meta-analysis. B M J, 2020, 370: m3320.

3. JAFARI M, PORMOHAMMAD A, SHEIKH NESHIN S A, et al. Clinical characteristics and outcomes of pregnant women with COVID-19 and comparison with control patients: a systematic review and meta-analysis. Rev Med Virol, 2021, 31 (5): 1-16.

4. WEI S Q, BILODEAU-BERTRAND M, LIU S, et al. The impact of COVID-19 on pregnancy outcomes: a systematic review and meta-analysis. CMAJ, 2021, 193 (16): E540-E548.

5. LUCAS D N, BAMBER J H. Pandemics and maternal health: the indirect effects of COVID-19. Anaesthesia, 2021, 76 Suppl 4 (Suppl 4): 69-75.

6. BERNSTEIN K, LANDAU R. Management of maternal COVID-19: considerations for anesthesiologists. Curr Opin Anaesthesiol, 2021, 34 (3): 246-253.

7. ASHOKKA B, LOH M H, TAN C H, et al. Care of the pregnant woman with coronavirus disease 2019 in labor and delivery: anesthesia, emergency cesarean delivery, differential diagnosis in the acutely ill parturient, care of the newborn, and protection of the healthcare personnel. Am J Obstet Gynecol, 2020, 223 (1): 66-74. e3.

8. 中华医学会麻醉学分会产科学组，中华医学会麻醉学分会青年委员会．新型冠状病毒肺炎流行期间产科麻醉的指导建议．中华麻醉学志，2020，40（3）：275-280.

9. THIRUVENKATARAJAN V，WONG D T，KOTHANDAN H，et al. Airway management in the operating room and interventional suites in known or suspected covid-19 adult patients：a practical review. Anesth Analg，2020，131（3）：677-689.

（赵金迎　牛少宁　整理）

病例 27
新型冠状病毒感染患者行宫腔镜检查的麻醉管理

病历摘要

【基本信息】

患者，女性，36 岁，身高 166 cm，体重 70 kg。

主诉：咽痛 2 天。

现病史：患者于 2 天前出现咽痛，无发热、乏力，无流涕、鼻塞，无嗅觉减退，2 天前新型冠状病毒核酸检测为阳性，新型冠状病毒抗原阳性。1 天前转运至外院行血常规检查：WBC 5.31×10^9/L，NE% 62.9%，LY% 27.4%，LY# 1.45×10^9/L；CRP 14 mg/L。肺部 CT：右肺上叶局限性支气管扩张可能；双肺陈旧病变，双肺微小结节灶。当天区疾控中心新型冠状病毒核酸检测复核阳性（具体数值不详）。经专家组会诊，结合患者流行病学史、临床症状、体征、实验室检查结果，诊断为新型冠状病毒感染（轻型），由 120 转运至我院继续诊治。

流行病学史：患者为某市场商户，该市场近期有多起阳性病例。居家隔离期间，新型冠状病毒核酸检测阳性及新型冠状病毒抗原阳性。患者已接种新冠疫苗 3 针。

既往史：平素健康状况良好，否认其他传染病病史，否认食物、药物过敏史。

【体格检查】

体温 36.2 ℃，脉搏 106 次 / 分，血压 108/91 mmHg，呼吸 20 次 / 分，BMI 25 kg/m^2。神志清楚，全身皮肤黏膜颜色正常，无黄染，心肺听诊（－），双下肢无水肿。

【辅助检查】

术前检验报告

血常规：RBC 3.43 × 10^{12}/L，Hb 95.00 g/L，HCT 29.00%；SAA 35.7 mg/L，ESR 27.00 mm/h；2019-nCoV RNA 阳性（达安试剂 *ORF1ab* 基因 Ct 值 32.8，*N* 基因 Ct 值 29.4）；其余实验室检查无明显异常。

术前检查报告

肺部 CT（外院）：右肺上叶局限性支气管扩张可能，双肺陈旧病变，双肺微小结节灶。

超声心动图：三尖瓣少量反流。

【诊断】

新型冠状病毒感染（轻型）。

【治疗经过】

术前治疗：住院隔离期间自诉阴道异常出血，暗红色，量中等，伴血块，追溯病史，患者 2 个月前曾植入宫内节育环，完善子宫及附件超声（床旁）提示左附件区囊肿。妇科主任医师会诊意见：①建议行诊断性刮宫，予止血对症治疗；②此次流血不排除为正常月经，患者要求暂时观察，嘱如继续观察仍出血量多及时联系妇科。患者出血量未见明显减少，监测血常规，血红蛋白进行性下降，经患者同意行取环＋诊刮手术治疗并签署知情同意书。

手术名称：宫腔镜下宫内节育器取出术＋诊断性刮宫术。

麻醉方法：全凭静脉麻醉。

麻醉过程：麻醉前准备，防护措施采取在标准预防措施的基础上严密防护，麻醉医师戴医用防护口罩，穿防护服，戴护目镜及防护面屏、双层乳胶手套，穿一次性防渗隔离衣、靴式防水鞋套。开启负压手术室。术前按照静脉全身麻醉备齐药品及设备，并做好抢救药品和设备的准备工作。患者佩戴外科口罩入室后，继续佩戴口罩给予常规吸氧监护，常规监护心电图、血压、血氧饱和度等，开放外周静脉通路缓慢补液，行静脉无插管全身麻醉，面罩通气充分吸氧，静脉依次给予甲泼尼龙 40 mg、托烷司琼 5 mg、丙泊酚 130 mg、舒芬太尼 5 μg，麻醉期间血流动力学平稳，手术顺利，取出节育器完整，刮出子宫内膜送常规病理，手术时间 15 min，麻醉时间 30 min。术中出血量 10 mL，术中输注乳酸钠林格液 300 mL，术中维持血压稳定在（98 ～ 118）/（69 ～ 70）mmHg，心率 89 ～ 105 次 / 分，SpO_2 维持在 95% ～ 99%（面罩吸氧 6 L/min）。安返隔离病房。手术后安返病房，静脉滴注无水头孢唑林预防感染、缩宫素促宫缩治疗，继续观察病情变化。

麻醉后随访及转归：手术后患者未诉特殊不适，手术后新型冠状病毒核酸检测：2019-nCoV RNA 阳性（达安试剂 *ORF1ab* 基因 Ct 值 33.8，*N* 基因 Ct 值 31.4）。

病例分析

【病例特点】

患者为青年女性，结合患者流行病学史、临床症状、体征、实验室检查结果，诊断新型冠状病毒感染（轻型）成立。新型冠状病毒感染患者的气道管理和气道内镜检查无论在清醒时还是镇静时，都会使操作人员暴露在有传染性的气溶胶中，对工作人员构成风险。因此，针对新型冠状病毒感染患者的手术治疗，相关医务人员的防护是避免感染的重点。

【麻醉分析及讨论】

临床显示，即使是无症状的新型冠状病毒感染患者，也可能出现从局灶性单侧向弥漫性双侧磨玻璃影快速演变，在 1～3 周进展至实变或与实变共存的情况。影像学与临床、实验室检查相结合，有助于早期诊断。

术前全面的气道评估包括体格检查及相关病史的了解、影像学研究等。如果患者既往有气道管理困难史，麻醉医生应仔细考虑最安全的气道管理方法和可用的设备。在充分评估本病例后，认为患者应用无插管全身麻醉的麻醉方式可行，但要备好气管插管、人工喉罩所需的全部设备与药物，避免气道相关的不良事件发生。

新型冠状病毒的传播主要通过呼吸道感染，依靠三种主要机制传播：飞沫、接触（直接和间接）和空气传播。飞沫传播是指从感染者口鼻喷出的较大飞沫，直接传播到受者的口鼻。这些较大的飞沫不会停留在空气中，而是迅速落在表面，导致污染。接触传播中直接传播，如手对手接触，间接传播指接触被呼吸道飞沫污染的表面，即污染物，可以通过鼻子或嘴巴感染。空气传播是指吸入更小的呼吸颗粒，这些颗粒足够轻，可以悬浮在空气中，因此可以直接吸入受者的呼吸道。每种机制在多大程度上促进传播尚不确定。多数观点认为新型冠状病毒感染主要由接触和飞沫传播引起，较少是由空气传播引起。

基于以上理论基础，在三个领域即个人防护装备、患者风险分层和环境方面适当降低风险，可以降低医务人员被感染的风险。分析如下。

1. 个人防护装备

包括口罩、防护服、手套、护目镜或面罩，对医务人员来说至关重要。这些装备可以阻挡病毒，特别是在进行高风险操作（如本例中辅助患者面罩吸氧）时。

2. 患者风险分层

对患者进行风险分层意味着区分患者的感染风险程度。本例患者为轻型，且 Ct 值较高，但感染时间较短，可能处于感染的早期，传染性可能仍然较高。

3. 环境控制

超洁净层流通风系统手术室的空气颗粒水平非常低，因此在患者入室前，中控室工作人员已做好压力测试和层流开启工作。

📋 病例点评

新型冠状病毒感染患者宫腔镜手术的难点往往在于如何将医务人员感染风险降至最低。此类患者原则上应使用负压手术间，无条件的医院如遇到急诊手术患者，在手术结束后须按国家规定进行消杀处理。术前准备应考虑充分，备齐药品及各类麻醉、手术器械用具，术中尽量避免人员进出手术间，减少感染机会。合理制定手术流程，科学、安全、有序的完成手术与麻醉乃至护理工作。尽量采用一次性麻醉耗材用品，用后放入指定医用废物收集袋，按涉疫医疗废物处理；呼吸环路应使用过滤器，麻醉机使用后须消毒表面及内部；其他相关设备，如监护仪等应进行物体表面消毒。

【参考文献】

1. 中华人民共和国国家卫生健康委员会. 新型冠状病毒肺炎诊疗方案（试行第九版）. 中华临床感染病杂志，2022，15（2）：81-89.

2. BALAKRISHNAN K, SCHECHTMAN S, HOGIKYAN N D, et al. COVID-19 pandemic: what every otolaryngologist-head and neck surgeon needs to know for safe airway management. Otolaryngol Head Neck Surg，2020，162（6）：804-808.

3. BROWN J, GREGSON F K A, SHRIMPTON A, et al. A quantitative evaluation of aerosol generation during tracheal intubation and extubation. Anaesthesia，2021，76（2）：174-181.

4. POPE C, HARROP-GRIFFITHS W, BROWN J. Aerosol-generating procedures and the anaesthetist. BJA Educ，2022，22（2）：52-59.

5. HAMILTON F, ARNOLD D, BZDEK B R, et al. Aerosol generating procedures: are they of relevance for transmission of SARS-CoV-2? Lancet Respir Med，2021，9（7）：687-689.

6. SHRIMPTON A J, BROWN J M, COOK T M, et al. Quantitative evaluation of aerosol generation from upper airway suctioning assessed during tracheal intubation and extubation sequences in anaesthetized patients. J Hosp Infect，2022，124：13-21.

7. LAMMERS M J W, LEA J, WESTERBERG B D. Guidance for otolaryngology health care workers performing aerosol generating medical procedures during the COVID-19 pandemic. J Otolaryngol Head Neck Surg，2020，49（1）：36.

8. LAW J A, DUGGAN L V, ASSELIN M, et al. Canadian Airway Focus Group

updated consensus-based recommendations for management of the difficult airway：part 2. Planning and implementing safe management of the patient with an anticipated difficult airway. Can J Anaesth，2021，68（9）：1405-1436.

9. SHI H，HAN X，JIANG N，et al. Radiological findings from 81 patients with COVID-19 pneumonia in Wuhan，China：a descriptive study. Lancet Infect Dis，2020，20（4）：425-434.

（赵金迎　程灏　整理）

病例 28
高龄肝癌晚期骨转移患者癌痛治疗要点

病历摘要

【基本信息】

患者，男性，82岁，身高 176 cm，体重 68 kg。

主诉：发现 HBsAg 阳性 40 余年，肝占位 9 个月。

现病史：患者 40 余年前发现 HBsAg 阳性，无不适，未诊治。10 个月前左肋区受外力撞击后出现局部软组织肿胀伴疼痛，9 个月前就诊于当地医院，查胸部 CT 示双肺多发结节，左侧第 7 肋骨骨质破坏，第 3 肋骨局部骨质密度增高；纵隔内淋巴结肿大，转移待除外，肝内低密度影。为进一步诊治，就诊于我院。腹部超声示肝左叶内多发实性占位，考虑恶性门静脉左支栓塞（考虑癌栓）。乙肝病毒定量：HBV DNA 5.297×10^2 IU/mL，甲胎蛋白（alpha-fetoprotein，AFP）未见异常，予患者恩替卡韦抗病毒治疗。腹部 MRI 提示肝内占位，考虑恶性，左侧胸壁软组织肿物，考虑为转移灶，双肺转移灶可能。患者左侧肋骨局部包块进行性增大，考虑肝癌骨转移。给予唑来膦酸静脉滴注治疗骨转移，并静脉滴注信迪利单抗（PD-1 抑制剂）进行免疫治疗，后行经肝动脉化疗栓塞术，过程顺利。初始肋骨包块自觉有所缩小，但仍有局部疼痛，间断应用曲马多止痛对症治疗。后患者自觉包块较前增大，疼痛明显。止疼药物逐渐调整为盐酸羟考酮 40 mg 每日 2 次，疼痛仍控制欠佳，后调整为盐酸羟考酮 80 mg 每日 2 次治疗，同时给予芬太尼透皮贴治疗。数周前患者出现左侧髋部疼痛明显，完善骨扫描提示肋骨多发转移，左髋臼可见局限性代谢增高灶，考虑转移。

既往史：否认其他传染病病史，否认食物、药物过敏史。

【体格检查】

体温 36.5 ℃，脉搏 68 次 / 分，血压 158/96 mmHg，呼吸 20 次 / 分。神志清楚，精神正常，自主体位，查体合作。腹部平坦，未见胃、肠蠕动波，未见胃型，未见肠型，腹部柔软，未触及液波震颤，振水音阴性，全腹无压痛及反跳痛，左侧胸壁软组织肿物直径约 5 ～ 6 cm，固定，边界尚清，无压痛，皮肤正常，肝、脾、胆囊未触及，Murphy 征阴性，麦氏点无压痛。

【辅助检查】

术前检验报告

FDP 13.44 µg/mL，D-D 2.02 mg/L，PT 10.90 s，PCT 2.45 ng/mL，CRP 15.3 mg/L，T 412.36 µg/dL，CA-153 47.1 U/mL；血常规、尿常规、生化检查大致正常。

术前检查报告

腰椎 CT 平扫：T_{12}、L_3、L_4 椎体及附件，左侧第 7 肋骨多发骨质破坏，腰椎生理曲度存在，诸椎体形态正常，椎体边缘可见不同程度赘样骨质增生。横断面扫描：椎间盘形态规则，$L_{3\sim4}$、$L_{4\sim5}$ 和 $L_5\sim S_1$ 椎间盘向后方局限性突出，相应硬脊膜囊不同程度受压，两侧神经根未见明显受压。椎小关节骨质增生，椎管未见明显狭窄，椎旁软组织未见明显异常。左侧髂骨、T_{12}、L_3、L_4 椎体及附件，左侧第 7 肋骨肿块伴骨破坏，考虑为转移瘤。

【诊断】

肝恶性肿瘤（原发性肝癌）、双肺转移、纵隔淋巴结转移、多发骨转移、门静脉左支癌栓、慢性乙型病毒性肝炎、癌痛。

【治疗经过】

手术名称：镇痛泵鞘内植入术。

麻醉方法：监测麻醉管理 + 局部麻醉。

治疗过程：患者入室意识清楚，开放静脉通路，连接心电监护示血压 155/89 mmHg，心率 67 次 / 分，血氧饱和度 96%，给予面罩吸氧。右美托咪定 0.2 μg/（kg·h）持续微量泵入，患者取右侧卧位，在 C 型臂辅助下定位穿刺点及埋置输液港位置。行 $L_{2\sim3}$ 间隙蛛网膜下腔穿刺，置入导管，外端导管通过皮下连接到输液港。术中血压、心率、血氧饱和度平稳，术中出血量约 30 mL，补液量 400 mL（规格：500 mL 乳酸钠林格液），手术结束通过蝶形针连接 PCA 吗啡镇痛泵，安返病房。

麻醉后随访及转归：手术后患者疼痛明显减轻，按照疼痛评分，调整患者镇痛泵剂量，患者止痛效果满意，病情稳定，办理出院。之后每月随访，患者未诉不适，定期更换药液直至终末。

病例分析

【病例特点】

患者高龄，男性，结合患者临床症状、体征、检查结果，诊断肝恶性肿瘤（原发性肝癌）、双肺转移、纵隔淋巴结转移、多发骨转移、门静脉左支癌栓、慢性乙型病毒性肝炎、癌痛成立。对于晚期癌痛患者的疼痛治疗，鞘内药物输注泵植入术作为国内外镇痛领域的领先技术，可以精准安全地治疗顽固的癌痛。

【麻醉分析及讨论】

晚期癌症患者疼痛发生率高达 75%，其中 40% ～ 50% 是中、重度疼痛，25% ～ 30% 患者疼痛非常剧烈。1986 年世界卫生组织提出了癌性疼痛的三级阶梯疗法：第一阶梯药物主要为阿司匹林等非阿片类药物（非甾体抗炎药），第二阶梯药物为可待因等弱阿片类药物，第三阶梯药物为吗啡等强阿片类药物。然而这远远不能满足中晚期癌痛患者的镇痛需求，临床上大量癌痛患者接受这些治疗后仍然无法充分缓解疼痛。对于其中一部分患者来讲，介入性疼痛管理策略能够安全有效地缓解疼痛。介入治疗即第四阶梯疗法，通常是指一系列侵入性镇痛治疗，包括基于注射的治疗、基于导管的输液治疗、植入装置和一些外科手术。在三级阶梯疗法之上增加疼痛介入治疗，对慢性和中、重度疼痛及难治性癌痛可弱化第二阶梯，直接进入第三和第四阶梯治疗。本例患者是伴有多发转移的晚期癌痛患者，既往在病房给予大量阿片类药物，效果不佳，严重影响患者的情绪和状态，因此在患者及其家人的强烈要求下，主治大夫向我科申请协助疼痛管理，我科在充分评估患者后认为其为晚期癌症疼痛伴多发骨转移，经全身用药治疗无效或不耐受且无禁忌，是靶向给药的适应证，遂决定给患者行镇痛泵鞘内植入术。

鞘内镇痛泵植入术是通过微创手术，将一个可储存吗啡或其他药物等镇痛药液的微量泵放置在皮下，并通过埋藏在皮下的导管将药液持续不断地输注到蛛网膜下腔，直接作用于中枢神经系统发挥镇痛作用；镇痛药物直接输送到脊髓背角的作用部位，从而绕过第一次代谢和血脑屏障，用药量仅为静脉用药的 1/100，口服药量的 1/300，相比较其他的镇痛方式，这项技术提高了镇痛效果，大大降低了药量，减少了药物不良反应，由于不是全身镇痛，因此不良事件的附加风险较低。同时一次加药维持数月，方便长期控制疼痛，患者还可以根据自己疼痛程度自主调节用药剂量，实现精准化、舒适化医疗。研究显示鞘内阿片治疗适用于内脏疼痛和躯体疼痛，如软组织癌（如肝癌）和骨转移患者所经历的疼痛。

鞘内药物的选择，有多种药物可用于椎管内输注镇痛，其中最常用的是阿片类药物（如吗啡、氢吗啡酮和芬太尼），最常用作单药治疗。阿片类药物也可与局麻药（如布比卡因）、齐考诺肽、可乐定或巴氯芬联用，以产生协同作用并减少每种药物的使用剂量。多学科镇痛专家共识会议发布了更新的指南，推荐吗啡和齐考诺肽作为癌症相关和非癌症相关疼痛的一线单一疗法。鞘内植入式给药系统涉及与手术和器械相关的不良事件（如出血、感染、导管移位或扭结、泵故障）风险，此外，鞘内吗啡还有一些特别值得关注的不良事件，包括呼吸抑制、肉芽肿形成、内分泌紊乱、外周水肿、免疫抑制、便秘、尿潴留、瘙痒和痛觉过敏等。以上并发症其实很罕见。

笔记

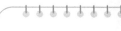

病例点评

　　晚期癌痛患者因为身体的疼痛，继而引发情绪的波动，因此精准持久的疼痛控制尤为重要，尽管目前随机对照试验很少，不能更加充分地验证鞘内镇痛泵植入术的优势，但是临床经验提示此项介入技术或许能成为晚期癌痛患者姑息性治疗的一项优选。

【参考文献】

1. DEER T R, HAYEK S M, POPE J E, et al. The polyanalgesic consensus conference（PACC）: recommendations for trialing of intrathecal drug delivery infusion therapy. Neuromodulation, 2017, 20（2）: 133-154.

2. BRUEL B M, BURTON A W. Intrathecal therapy for cancer-related pain. Pain Med, 2016, 17（12）: 2404-2421.

3. DEER T R, POPE J E, HANES M C, et al. Intrathecal therapy for chronic pain: a review of morphine and ziconotide as firstline options. Pain Med, 2019, 20（4）: 784-798.

4. DEER T R, POPE J E, HAYEK S, et al. The polyanalgesic consensus conference（PACC）: recommendations on intrathecal drug infusion systems best practices and guidelines. Neuromodulation, 2017, 20（2）: 96-132.

（赵金迎　程灏　整理）

病例 29
肝硬化患者围手术期
疼痛治疗要点

病历摘要

【基本信息】

患者，男性，45岁，身高173 cm，体重68 kg。

主诉：肝区不适1个月，发现肝占位10日。

现病史：患者近1个月来自觉肝区不适，不伴恶心、厌食、腹痛、腹泻等不适。于当地医院就诊考虑肝占位，遂至我院门诊就诊，考虑乙肝肝硬化，查腹部增强CT提示肝S5异常强化结节，考虑原发性肝癌，现患者为行进一步诊治，门诊以"原发性肝癌，乙型肝炎肝硬化"收入院。

既往史：高血压病史3年，目前口服药物控制血压，否认冠心病、糖尿病病史，否认其他传染病病史，否认食物、药物过敏史，否认手术、外伤史。

【体格检查】

体温 36.3 ℃，脉搏 78 次 / 分，呼吸 20 次 / 分，血压 123/77 mmHg。神志清楚，全身皮肤黏膜颜色正常，无黄染，心肺听诊（－）；腹部平坦，叩诊呈鼓音，肝肺浊音界存在，位于右锁骨中线上第 5 肋间，移动性浊音阴性，肝区叩击痛阴性，双侧肾区无叩击痛，肠鸣音正常，4～6 次 / 分，全腹部未闻及血管杂音。双下肢无水肿。

【辅助检查】

术前检验报告

TBIL 22.8 μmol/L，D-D 2 .12 mg/L，FDP 5.73 μg/mL；其余实验室检查未见明显异常。

术前检查报告

胸部 CT 平扫：双肺多发结节灶；左上肺尖斑片影，炎性病变？右肺中叶、左肺舌段多发索条影，慢性炎症。

心电图：窦性心律，大致正常心电图。

腹部 MRI 增强（外院）：肝 S5 异常强化结节，考虑原发性肝癌；脾内多发异常强化结节，血管瘤？肝硬化改变，脾大，脾肾分流；胆囊内胆汁成分异常；脂肪肝；双肾囊肿。

腹部 CT（平扫＋增强）＋门静脉 CT 三维重建：肝占位切除术后改变，增强扫描未见明显异常强化；肝右叶动脉期异常强化，较前减小。肝硬化改变，脾大，脾肾分流，胃底静脉曲张；肝内多发囊肿；胆囊壁增厚。

下肢血管超声：双下肢动脉未见异常；双下肢静脉未见血栓形成；右侧腘窝囊肿。

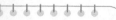

【诊断】

原发性肝癌、乙型肝炎肝硬化、高血压。

【治疗经过】

手术名称：肝部分切除术。

麻醉方法：全凭静脉麻醉＋连续硬膜外镇痛。

麻醉过程：患者入室，常规监测生命体征，开放外周静脉通路，患者入室血压 130/79 mmHg，心率 79 次 / 分，血氧饱和度 98%，行左侧卧位 $T_{8 \sim 9}$ 硬膜外穿刺后给予 2% 利多卡因 5 mL 试验剂量，无特殊不适；置入硬膜外管顺利，深度为 4 cm，转为平卧位，面罩通气充分吸氧去氮，静脉依次给予咪达唑仑 2 mg、丙泊酚 100 mg、舒芬太尼 25 μg、苯磺顺阿曲库铵 15 mg 行气管插管机械通气，VCV：VT 400 mL，RR 12 次 / 分，I：E=1：1.5，呼气末二氧化碳分压（$P_{ET}CO_2$）控制在 35 ～ 45 mmHg。超声引导下行右颈内静脉中心静脉穿刺置管监测中心静脉压，行左桡动脉穿刺置管监测动脉压；术前血气分析结果大致正常；丙泊酚 4 mg/(kg·h)、瑞芬太尼 0.05 ～ 0.3 μg/(kg·min)、苯磺顺阿曲库铵 0.3 μg/(kg·min) 维持麻醉，手术过程顺利，手术时长 120 min，术中失血 300 mL。术中补晶体液 1500 mL、胶体液 1000 mL，未输血，手术结束患者清醒，拔除气管插管，硬膜外给予 2% 利多卡因 5 mL 并拔除硬膜外导管，外周静脉连接开启镇痛泵（舒芬太尼 100 μg+ 托烷司琼 10 mg 配至 100 mL，背景流量 2 mL/h，自控流量 0.5 mL/h，锁定时间设为 15 min），患者各项生命体征平稳，安返复苏室监护。

麻醉后随访及转归：患者手术后伤口无明显疼痛，NRS 评分为 1 ～ 3 分。手术后第 1 日，患者肝功能指标轻度升高：AST 40.3 U/L、ALT 65.3 U/L、TBIL 26.8 μmol/L，考虑与肝脏手术创伤有关，积极予保肝、支持治疗。患者转归良好，未见手术及麻醉相关严重并发症。手术后第 6 日出院。

病例分析

【病例特点】

患者为中老年男性，结合患者临床症状、体征、辅助检查，明确患有肝癌、肝炎肝硬化。对于伴肝硬化改变的开腹肝脏切除手术患者，围手术期疼痛管理多次大量使用阿片类药物，可能进一步加重肝功能损伤，手术后恢复时间延长，违反了加速康复外科理念。因此，多模式镇痛为解决以上问题提供了思路。

【麻醉分析及讨论】

肝脏手术后患者的疼痛非常剧烈，会引起患者交感神经兴奋，出现心率增快、血压升高、术后躁动，还会抑制呼吸及咳嗽的动力，降低患者手术后早期活动的意愿，容易导致手术后肺部并发症的发生以及深静脉血栓的形成。早期对急性伤害性疼痛管理不足，可能转换成慢性疼痛，严重影响患者手术后顺利康复。临床上应用阿片类药物镇痛能够解决大部分的疼痛，但是肝硬化患者伴有不同程度的肝功能异常或者因为部分肝脏切除导致的暂时性肝功能受损，很容易出现阿片类药物蓄积，引发过度镇静、呼吸抑制等不良反应。并且肝脏手术中由于长时间对腹腔脏器进行牵拉，容易造成手术后胃肠功能紊乱，其术后恶心呕吐的发生率比其他手术更高。应用舒芬太尼进行镇痛时，静脉给药或者硬膜外给药均会造成胃肠道动力减弱，延长患者手术后恢复时间。长时间使用阿片类药物会产生依赖、成瘾性，还可诱发痛觉过敏，研究显示阿片类药物可激活血管内皮生长因子，直接刺激肿瘤生长和转移潜能。而硬膜外麻醉与较低的炎症水平和较长的生存期相关。

肝功能障碍患者对全身麻醉药品的代谢、清除能力下降，血清白蛋白水平下降、全身性体液转移会改变许多药物的分布容积，从而对不同药物的作用产生复杂而难以预测的影响。采用多模式镇痛可以有效减少阿片类药物的用量。利多卡因是一种广泛使用的酰胺类局麻药，可以减少全身麻醉药物的使用，最大限度地减少阿片类药物的消耗，并在给予时提供足够的镇痛。

病例点评

肝硬化患者围手术期管理中镇痛是必须考虑的问题之一。选择合适的镇痛模式，有利于患者的康复。近年来倡导的多模式镇痛就是联合应用不同药物或方法，实现镇痛效应的协同作用，从而达到最佳的镇痛效果和最低的不良反应。本例患者选择硬膜外阻滞给药，同时考虑到肝硬化患者凝血功能的改变，手术后早期拔除硬膜外导管，以减少出血风险。个体化的疼痛管理模式往往比个别药物的选择更重要。

【参考文献】

1. RINGELHAN M，MCKEATING J A，PROTZER U. Viral hepatitis and liver cancer. Philos Trans R Soc Lond B Biol Sci，2017，372（1732）：20160274.

2. ZHANG H，GUO K，SUN X，et al. Impact of anesthesia methods on perioperative systemic inflammation and long-term outcomes in patients undergoing surgery for hepatocellular carcinoma：a propensity score-matched analysis. Ann Transl Med，2021，9（1）：49.

3. KIM B J, SOLIZ J M, ALOIA T A, et al. What is the best pain control after major hepatop ancreatobiliary surgery? Adv Surg, 2018, 52（1）: 235-246.

4. NIEWIŃSKI G, FIGIEL W, GRĄT M, et al. A comparison of intrathecal and intravenous morphine for analgesia after hepatectomy: a randomized controlled trial. World J Surg, 2020, 44（7）: 2340-2349.

（赵金迎　牛少宁　整理）

病例 30
艾滋病并发带状疱疹患者神经病理性疼痛治疗要点

 病历摘要

【基本信息】

患者，男性，74 岁，身高 171 cm，体重 67 kg。

主诉：发现 HIV 抗体阳性 4 个月，带状疱疹后神经痛 2 月余。

现病史：患者 4 个月前因腹部不适行肠镜检查，术前查 HIV 抗体阳性，$CD4^+T$ 淋巴细胞 8 个 /μL，患者拒绝抗病毒治疗，肠镜检查亦未能进行。2 个月前右侧腰背部出现带状疱疹，逐渐愈合，后遗神经痛，为进一步治疗收入我院。3 个月来患者体重下降 10 kg，入院精神欠佳，进食尚可，睡眠差，二便尚可，体力下降。

既往史：糖尿病病史 12 年，近 3 年口服阿卡波糖控制血糖，1 个月前自行停用，自诉空腹血糖 5.1 mmol/L。否认其他传染病病史，否认食物、药物过敏史。

【体格检查】

体温 36.2 ℃，脉搏 86 次 / 分，血压 130/80 mmHg，呼吸 20 次 / 分。一般状况尚可，神志清楚，全身皮肤黏膜颜色正常，无黄染，心肺听诊（−）；双侧腹股沟可触及蚕豆大小肿大淋巴结。

【辅助检查】

术前检验报告

血常规：Hb 94 g/L，WBC 3.68×10^9/L，NE# 1.54×10^9/L，NE% 41.90%，LY# 1.52×10^9/L，LY% 41.30%；空腹血糖 5.1 mmol/L；入院时肝功能、凝血功能、电解质、肾功能大致正常。

术前检查报告

头颅 CT 平扫：老年性脑改变。

胸部 CT：左肺上叶多发结节灶，考虑炎性结节可能，右肺中叶炎性肉芽肿可能性大，双肺轻度间质病变，双侧腋窝多发增大淋巴结影。

心电图：窦性心律、偶发房性期前收缩。

超声心动图：主动脉瓣钙化，主动脉瓣反流（轻度），左室舒张功能减低。

【诊断】

艾滋病、带状疱疹后神经痛、2 型糖尿病、轻度贫血。

【治疗经过】

患者艾滋病、带状疱疹后遗神经痛诊断明确，主治医生给予洛芬待因、卡马西平、洛索洛芬钠对症治疗，治疗效果不明显。请麻醉科会诊指导进一步治疗。麻醉科会诊后建议患者口服加巴喷丁、甲钴胺治疗，观察疗效，必要时可行肋间神经阻滞治疗。加巴

喷丁治疗剂量为第一天日一次，每次 300 mg；第二天日二次，每次
300 mg；第三天日三次，每次 300 mg。之后维持此剂量服用。治疗
1 周后，患者自诉疼痛有减轻。加用超声理疗及局部神经阻滞，患者
病情平稳，办理出院。

病例分析

【病例特点】

患者为老年男性，结合患者病史、临床症状、体征、实验室检
查结果，诊断艾滋病、带状疱疹后神经痛、2 型糖尿病、轻度贫血成
立。HIV 属于传染性病毒，破坏人体的免疫系统，带状疱疹病毒是
艾滋病患者常见的机会性感染病毒之一，发生率比非艾滋病患者高
4 ～ 11 倍。在皮疹消退后，很多患者要继续忍受数月至数年的疼痛，
即带状疱疹后神经痛（postherpetic neuralgia，PHN）。

【治疗分析及讨论】

1/3 患有带状疱疹者，会经历疼痛、继发性感染、PHN。其病变
的疼痛或瘙痒及相关的慢性 PHN 可严重影响生活，扰乱睡眠、视觉
或思维过程，并引起强烈的焦虑和抑郁。

带状疱疹相关疼痛分为 3 个阶段：①急性疱疹性神经痛，是指
疼痛开始于皮疹出现前或伴随皮疹出现，从发作起持续可达 30 日；
②亚急性疱疹性神经痛，是指疼痛在皮疹治愈后仍持续，但在发作后
的 4 个月内消退；③ PHN，是指疼痛持续至超过皮疹初发后 4 个月。
PHN 的主要危险因素是较大的年龄、较严重的急性疼痛及较严重的
皮疹。发生 PHN 的风险也有可能随免疫抑制而增加，尽管证据并不
完全一致。在 PHN 患者中，高龄与症状的严重性和持续性增加有关。

笔记

临床表现：PHN 最常累及的是胸神经（尤其是 $T_{4 \sim 6}$）、颈神经和三叉神经，常常可以表现为烧灼痛、锐痛或刺痛，呈持续性或间歇性，患者往往会有感觉缺失区，以及受累皮区热感觉、触觉、针刺觉和振动觉障碍。未受累的对侧检测结果正常。感觉障碍可能延伸超出皮区边际。PHN 最常表现为带状疱疹急性期发作后从未缓解的持续性疼痛。然而，有极少数研究指出 PHN 在初始发作消退数月至数年后才发生。

治疗：理想状态下，出现带状疱疹症状的第一周应用有效的全身抗病毒药物可缩短损伤愈合时间、减轻疼痛。治疗 PHN 的首选药物通常为加巴喷丁、普瑞巴林和三环类抗抑郁药，其次为阿片类药物。大多数药物的长期益处尚不确定，且副作用常见。FDA 在 2019 年发布消息称，加巴喷丁可导致严重的呼吸困难，特别是当与其他中枢神经抑制剂如阿片类药物、抗焦虑药物或抗抑郁药物一起使用时，或当老年人和有呼吸危险因素（如慢性阻塞性肺疾病）的人使用时。应根据患者个体特征、共存疾病、药物副作用等，个体化选择 PHN 治疗方法。药物治疗仍是这类患者的首选治疗方案。药物治疗的关键在于用药的时机，早期使用药物治疗可以显著改善患者的愈后。如果加巴喷丁、普瑞巴林和三环类抗抑郁药物无效，则可以谨慎地使用阿片类药物。PHN 患者使用阿片类药物可能出现滥用和成瘾，因此许多专家将这类药物视为 PHN 的二线或三线治疗药物。同时应从小剂量开始，逐步增加以缓解症状，同时等待预防性治疗的效果，在预防性治疗起效时逐渐减停阿片类药物剂量。对于采用了上述方法后仍持续存在顽固性疼痛的患者，可选择鞘内注射糖皮质激素或者局部神经阻滞等方法。

本例患者患有艾滋病，并未规律抗病毒治疗，免疫力低下，出

201

现带状疱疹时也未规律行抗病毒治疗，因此存在再发风险。患者出现 PHN 时，主管医生在应用多种类型镇痛药物对症治疗效果欠佳的情况下，麻醉科建议应用一线药物加巴喷丁，患者疼痛减轻了 50%。考虑到神经阻滞虽然效果显著，但持续时间有限，并可能爆发药效过后的急性疼痛；且考虑到加巴喷丁的副作用明显，因此并未建议开具相关的出院医嘱。在后期理疗的过程中，患者疼痛进一步减轻达到可耐受状态。

病例点评

PHN 患者合并 HIV 感染使得本就难治的疾病变得更加复杂。HIV 感染患者合并带状疱疹的神经病理性疼痛治疗重点在于感染急性期抗病毒药物的应用，对神经病理性疼痛具有预防作用。

【参考文献】

1. KUEHN B M. Growing role of gabapentin in opioid-related overdoses highlights misuse potential and off-label prescribing practices. JAMA，2022，328（13）：1283-1285.

2. 李云会，张建波，曹立娟，等 . HIV/AIDS 合并带状疱疹患者临床特征及发病相关因素分析 . 中国皮肤性病学杂志，2022，36（7）：779-783.

3. WIFFEN P J，DERRY S，BELL R F，et al. Gabapentin for chronic neuropathic pain in adults. Cochrane Database Syst Rev，2017，9（6）：CD007938.

（赵金迎　程灏　整理）